外来処方箋の書きかた，考えかた

青島周一 ●編著

徳仁会中野病院薬剤師

中外医学社

執 筆 者 一 覧 （執筆順）

青 島 周 一　医療法人社団徳仁会 中野病院

小笠原まりあ　株式会社町田アンド町田商会 サカエ薬局県病前（青森県）

根 本 真 吾　アイリス株式会社 リサーチ＆コラボレーション

佐 藤 美 弥 子　クオール株式会社 クオールアカデミー教育研修本部

髙 橋　　渉　クオール株式会社 クオールアカデミー教育研修本部

児 島 悠 史　Fizz-DI（兵庫県）

神 田 佳 典　ウエルシア薬局株式会社 堺深井水池店（大阪府）

髙 野 浩 史　H2有限会社　すみれ薬局（岩手県）

鈴 木 邦 彦　ワイズ株式会社　つなぐ薬局 柏（千葉県）

畠　　玲 子　西木調剤薬局（秋田県）

田 丸 蓉 子　株式会社ファーマシィ ファーマシィ薬局病院前（広島県）

山 本 雅 洋　中部薬品株式会社

菅 原 鉄 矢　NPO法人 アヘッドマップ

新 原 博 輝　株式会社アカカベ アカカベ薬局出口店（大阪府）

町 田 和 敏　有限会社中田薬局（岩手県）

桑 原 秀 徳　医療法人せのがわ 瀬野川病院

北　　和 也　医療法人やわらぎ会やわらぎクリニック 院長

序 文

　疑義照会は，処方権を有していない日本の薬剤師に特有の業務ともいえ，英語では疑義照会に相当する専門用語が存在しません．"inquiry about prescription"や"query regarding prescription"すなわち「処方箋に対する問い合わせ」と表現されることがあっても，日本語で名指される疑義照会と，全く同一の概念が英語圏には存在しないのです．

　このことはまた，日本の医療現場では医師の処方権と薬剤師の調剤権が明確に区別されており，疑義照会というプロセスを挟まなければ，両者を接合することが困難であることを物語っています．法制度上においても，処方内容に関して疑義が生じた場合，薬剤師は原則的に全ての事項について，処方医に照会を行うことになります．一方，処方医にとってみれば「くだらない……」，あるいは「時間の無駄……」と感じるような問い合わせも多いことでしょう．

　明らかに非効率と思われる事務的な疑義照会が存在することは確かです．しかし，どんな疑義なら有益な照会となり，どんな疑義なら煩わしい照会となるのかについては，種類の差というよりは程度の差という側面が強いように思います．そこに明確な境界線があるわけではありません．

　本書では，疑義照会によってもたらされる臨床業務の非効率性の解消を目的に，簡素化が可能な疑義照会と具体的な方法論を，仮想処方箋に基づいて体系的に整理しました．薬を処方する医師のみならず，処方箋を調剤する薬剤師にとっても疑義照会をめぐる臨床判断の一助となることでしょう．

　むろん，薬剤師による疑義照会が医療安全の向上に寄与していることもまた事実です．そのため，疑義照会の簡素化は一律に推奨されるものではなく，患者の状況や文脈，医師と薬剤師の関係性によって，個別に熟慮されるものでなくてはなりません．疑義照会の有益性とは，おおよそこのような熟慮の果てに見い出されるものだと思います．本書が有益な疑義照会と煩わしい疑義照会を選り分ける補助線としての役割を担えたら幸いです．

2023 年 12 月

年の瀬の月冴ゆる松本市にて

青 島 周 一

目 次

3章 それぞれの立場からみた疑義照会 165

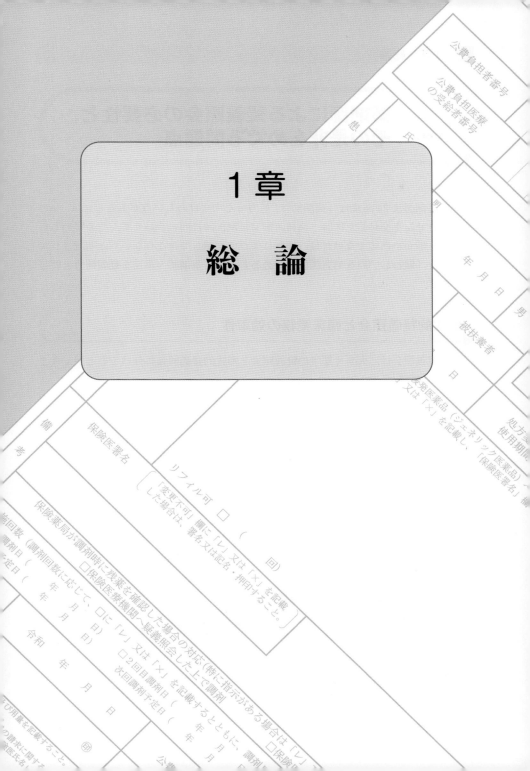

1章

総　論

薬剤師による疑義照会の必要性と，その是非をめぐる問題点

薬剤師法24条には「薬剤師は，処方せん中に疑わしい点があるときは，その処方せんを交付した医師，歯科医師又は獣医師に問い合わせて，その疑わしい点を確かめた後でなければ，これによつて調剤してはならない」と明記されており，「疑わしい点を処方医に確かめる」という薬剤師の業務を疑義照会と呼びます.

形式的疑義照会と臨床業務の効率性

疑義照会は，大きく薬学的疑義照会と形式的疑義照会に分けることができます[1] 表1.

薬学的疑義照会とは，文字通り薬学的な観点から処方内容の疑義を照会する業務です. 例えば，投与禁忌に該当する患者への薬剤処方や薬物相互作用の懸念など，医薬品の安全使用に関わる疑義はその代表といえます. また，薬剤処方に関連して服薬アドヒアランスの低下を招いている要因が明らかな場合や，徐放剤の粉砕など不適切な調剤指示においても薬学的な疑義が発生することになります. さらに，投与日数制限や休薬期間の設定等に対する用法用量上の疑義も薬学的疑義照会に分類されます.

一方，形式的疑義照会とは，処方箋の記載不備に関する問い合わせのことです. 形式的疑義照会の多くは，臨床的な薬の有効性や安全性に関するものでは

表1 薬学的疑義照会と形式的疑義照会

薬学的疑義照会	形式的疑義照会
医薬品安全性上の疑義 服薬アドヒアランスに関連する疑義 調剤方法の妥当性に関する疑義 臨床上，妥当な用法用量に関する疑義	保険適用上の用法用量に関する疑義 外用剤の適用部位に関する疑義 その他，処方箋の記載不備に関わる疑義

(Shikamura Y, et al. Yakugaku Zasshi. 2011; 131: 1509-18 を参考に筆者作成)

なく，健康保険事業の運営主体（保険者）との**契約調剤**を適切に遂行するために必要な確認事項です．多忙な臨床業務においては，医師にとっても，その対応に煩わしさを覚えることは多いでしょう．

処方医が，処方箋中に薬の用法用量を明記しなければいけないことは，医師法施行規則21条によって明確に定められています．医薬品を調剤する薬剤師においても，医師が指示した用法用量を患者に情報提供しなければいけない義務があります（薬剤師法25条等）．しかし，関連法規の規定および，公法上の契約に基づく**契約調剤**が，臨床現場の非効率を生み出しているとの指摘は絶えません．

医師法施行規則

第21条

　医師は，患者に交付する処方せんに，患者の氏名，年齢，薬名，分量，用法，用量，発行の年月日，使用期間及び病院若しくは診療所の名称及び所在地又は医師の住所を記載し，記名押印又は署名しなければならない．

薬剤師法

第25条

　薬剤師は，販売又は授与の目的で調剤した薬剤の容器又は被包に，処方せんに記載された患者の氏名，用法，用量その他厚生労働省令で定める事項を記載しなければならない．

例えば，抗アレルギー薬の点眼剤を処方する際において，点眼剤の使用部位は両目であることは一般的に明らかです．しかし，点眼剤の適用部位が処方箋に明記されていない場合，記載不備にかかわる疑義を照会すべきか否か，という問題が発生します．

外用剤の適用部位を巡る疑義を例に

次頁の処方箋が保険薬局に持ち込まれた場合を考えてみます．この処方箋には，用法用量に関する記載はありますが，点眼剤の適用部位が明記されていません．保険調剤を担当する薬剤師にとってみれば，点眼剤を使用すべき部位に関して疑義が生じることになります．

> Rp.1　オロパタジン点眼液 0.1%　5mL
> 　　　1日4回（朝，昼，夕方および就寝前）　　1回1〜2滴

　オロパタジン点眼液の保険適用はアレルギー性結膜炎です．一般的には季節性アレルギー性結膜炎に用いられる薬であり，その適用部位は片目ではなく両眼だと考えられます．もし仮に，乳頭結膜炎であれば，抗アレルギー薬よりもステロイド薬を用いることが多く，点眼剤の適用部位についても，病変や患者からの聴取で容易に判断できます．したがって，本処方箋では適用部位の記載がなくとも疑義照会をしないという判断は合理的に思えます．

　むろん，新規に処方された点眼剤なのか，それとも継続的に処方されている点眼剤なのかによっても，疑義照会すべきか否かの判断は分かれるかもしれません．しかし，患者の受診理由が季節性アレルギー性鼻炎であることを聴取できれば，両目への適用を薬学的な判断によって結論づけることは可能です．

　一方，関連法規の遵守という観点からは議論の余地があるところかもしれません．繰り返しになりますが，保険調剤は健康保険法をはじめ，医療保険各法に規定されているとおり，健康保険事業の運営主体と保険薬局との間で交わされた**公法上の契約に基づく契約調剤**です．

　また，実際に保険調剤を行っている薬剤師は，多くの場合で会社組織に所属しており，関係法規を遵守しないことは**コーポレートガバナンス**を脅かす懸念の一つになり得ます．むろん，個人事業や特定非営利活動法人であっても同様ですが，会社組織の規模が大きいほど，そのステークホルダーも多様化し，社会への影響は強くなります．

　「たかが抗アレルギー薬で大げさな……」と思われる方もいらっしゃるかもしれません．しかし，適用部位の未記載が，オロパタジン点眼液ではなく，ラタノプロスト点眼液の新規処方だったらどうでしょうか．点眼剤に限らず，他の外用剤でも同様の問題が起こり得ます．そして，適用部位を誤った場合に生じる健康上のリスクは薬剤によって大きく変わります．

　薬剤師が保険調剤を実施する上で，外用剤の適用部位が不明確である場合，患者情報のみに依存した適用部位の判断は，医薬品安全の観点から一定のリスクを孕んでいます．薬局に勤務する薬剤師は，多くの場合で患者の傷病名を知ることができません．先の処方例では，オロパタジン点眼液がアレルギー性結膜炎の病名で処方されていたかどうかは，処方医に問い合わせなければ厳密にはわからないのです．

フェイルセーフ機能としての疑義照会

　薬剤師法 24 条は，処方箋の記載不備に関して，薬剤師の恣意的な解釈で補完することを禁じています．しかし，形式的な疑義の多くは，薬剤師が処方医に照会せずとも，おおよそ判断がつくものです．つまり，処方医が「くだらない」と感じる疑義照会は，薬剤師も「くだらない」と感じているはずなのです．

　「このくらいなら疑義照会しなくていいだろう……」という判断によって，薬剤師の臨床業務は効率化します．しかし，このような主観的な価値判断がルーチン化することで，フェイルセーフ機能としての疑義照会は形骸化し，真に必要な照会がなされないリスクも高まります．**「1 件の優れた疑義照会は，100 件のどうでもいい疑義照会の上にある」** とは言いすぎかもしれませが，数多くの「くだらない」疑義照会の上に，医療安全に資する疑義照会がなされるという事実には目を向けるべきでしょう．

　福岡市薬剤師会の会営薬局が行った調査[2] によれば，薬物有害事象に関する疑義，あるいは薬物有害事象の予防に関する疑義は，疑義照会 5,545 件中，それぞれ 57 件と 121 件でした．この件数を，無駄な疑義照会が多いことの傍証と捉えることもできます．しかし，日本の鉄道事業の事故発生率の低さは，一見すると非効率的と思えるような指差し呼称など，地道な安全策の積み重ねによって実現されているとはいえないでしょうか．薬剤師による疑義照会もそのような観点から見つめる必要があります．

■ 文献
1) Shikamura Y, et al. Survey on the awareness of community pharmacists about raising pharmaceutical questions regarding prescriptions issued by physicians. Yakugaku Zasshi. 2011; 131: 1509-18. PMID: 21963979
2) 金子絵里奈, 他. 薬局疑義照会により発見または回避された有害事象の MedDRA/J 分類を用いた比較. 医療薬学. 2022; 48: 96-105.

［青島周一］

2章

事　例

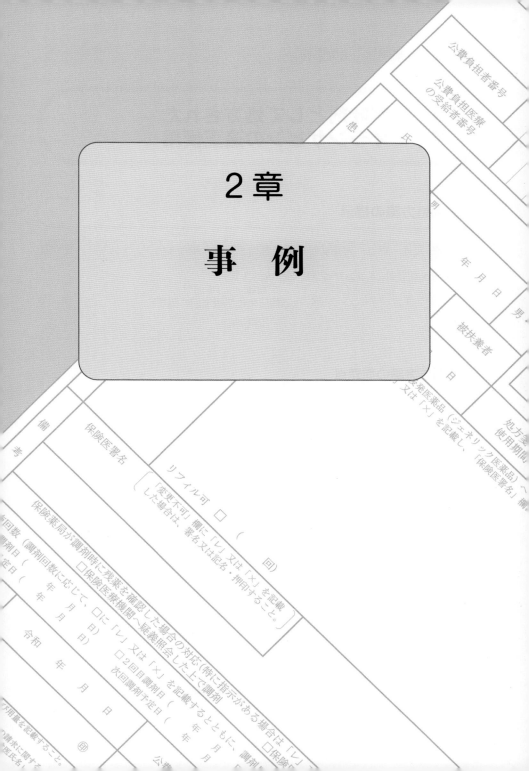

1 制吐剤として処方された オランザピンの適正使用

事例処方箋の提示

70歳代　男性　治癒切除不能な進行・再発大腸がん
Rp.1【般】オランザピン錠 2.5mg　1錠 　　　　　　　　　　夕食後　　　14日分 　　　　　　　　（初日は化学療法前に服用） 　　　　　　　　以下余白

事例処方箋の問題点

　70歳代男性，治癒切除不能な進行・再発大腸がんで BV/FOLFOXIRI 療法を5コース施行されていました．BV/FOLFOXIRI 療法は高度催吐性リスク（90%を超える患者に発現する）に該当するレジメンであり，制吐剤としてホスアプレピタント，5-HT$_3$受容体拮抗薬，デキサメタゾンが投与されていました．オランザピンは，高度および中等度催吐性リスク抗悪性腫瘍剤による遅発期での悪心・嘔吐のコントロールに有用であるとの報告が多くなされていて抗悪性腫瘍剤投与に伴う消化器症状（悪心，嘔吐）に適応があるため，患者はオランザピン錠 2.5mg を毎日服用として処方されていました．薬剤師は，処方箋を応需しフォローを開始していましたが，フォロー当初より悪心・嘔吐は Grade 1（NCI-CTCAE v5.0）で，患者の日常に影響を及ぼしてはいないことを聞き取っており，さらに患者からは「吐き気もそんなにないから，減らせるならあまり薬は飲みたくない」との希望を聴取していました．

　今回の処方では次の2点から，処方日数，処方の可否について疑義照会が必要となると考えます．

① オランザピンの添付文書では，「用法及び用量に関連する注意」の項目に「がん化学療法の各サイクルにおける本剤の投与期間は6日間までを目安

とすること」と記されています．また，日本がんサポーティブケア学会の「制吐剤としてオランザピンを使用する上での注意点」[1] では，国内外の臨床試験の結果より，オランザピンの服用期間を原則4日間と推奨しています．

② FDA の警告（2005 年）［高齢者への非定型抗精神病薬の適応外投与で死亡率が 1.6〜1.7 倍に上昇する］や，日本における認知症患者の大規模観察研究（J-CATIA）［抗精神病薬投与患者で 11 週以降の死亡リスクが約 2.5 倍上昇］を受けて，日本がんサポーティブケア学会の「制吐剤としてオランザピンを使用する上での注意点」では[1]，高齢者への投与について注意喚起しています．

上記 2 点と，患者の状況，減薬の希望から，オランザピンを毎日服用とした医師の処方意図を確認するべく疑義照会を行うことは，今後の医師の治療目的に沿った服薬説明を行うことができると考えます．

薬学的に妥当と思われる記載例

> **70 歳代 男性 治癒切除不能な進行・再発大腸がん**
>
> Rp.1【般】オランザピン錠 2.5mg 1 錠
> 　　　　　　　　　夕食後 6 日分
> 　　　　　　　　　（初日は化学療法前に服用）
>
> 　　　　　　　　　以下余白

解説

今回のケースでは，承認された用法用量に従った記載例は示すことができても，正しい記載例をあげることは難しいと感じます．

この処方箋における医師の処方意図は，制吐目的ではあるものの毎日服用である理由について，疑義照会時には解明できませんでした．その後，薬剤師による患者への電話フォローで悪心，食欲不振の Grade 評価に変わりがないことを確認し，患者の減薬を希望する旨のトレーシングレポートを送信したところ疑義照会から 1 カ月後，オランザピン錠 2.5mg の処方が中止となりました．

薬剤師の観点からは，最新のガイドラインや添付文書が遵守されていない状況であれば，オランザピンによる吐き気の治療後に急性認知障害を起こした可

能性のある症例報告[2] も見られることから患者の害とならないように疑義照会を行わなければなりません．また，「高齢者の安全な薬物療法ガイドライン」では，その副作用プロファイルから，オランザピンは特に慎重な投与を要する薬物のリストに含まれています．

また，患者の益としては，低用量のオランザピンのがん関連食欲不振に対する改善効果についての報告[3] もされており，もしそういった目的があるのならば，今回のオランザピン毎日服用の処方意図が，患者の害と益のバランスによる選択であるなどの明記が必要であるように思います．

前提として，定期的な医療機関側との連携の機会を得て相互理解を深めることによって，医師の処方意図を理解し，医療機関と処方コメント等の取り決めとすることで疑義照会件数を減らすことができると思います．

ただし，今回のケースのように患者が減薬希望を薬剤師にのみ伝えた場合，疑義照会，またはトレーシングレポートという形で医師と薬剤師が対話することは有用なことだと考えます❶．

■ 文献

1）日本がんサポーティブケア学会. 制吐剤としてオランザピンを使用する上での注意点. 2017.
2）MacKintosh D. Olanzapine induced delirium-a "probable" adverse drug reaction. Ann Palliat Med. 2017; 6（Suppl 2）: S257-9. PMID: 28866898
3）Okamoto H, et al. Low-dose of olanzapine has ameliorating effects on cancer-related anorexia. Cancer Manag Res. 2019; 11: 2233-9. PMID: 30962712

［小笠原まりあ］

編者コメント ❶薬剤師による疑義照会が医師に許諾される頻度は，薬剤師による薬学的判断だけでなく，患者の聞き取りに基づいた情報を添えることで高まる可能性がある（今井, 他. 2021; DOI:10.32160/yakkyoku. nt. 2020-0025）．本ケースのように患者が抱く薬物治療に対する価値観を探ることも疑義照会業務の一環といえるかもしれない．

JCOPY 498-12018

2. 調整使用可の指示が記載されていない処方箋

事前処方箋の提示

> **● 68 歳 男性（2 型糖尿病，脂質異常症）**
>
> Rp.1【般】セマグルチド（遺伝子組み換え）錠 5mg　1 錠
> 　　　　　　　　　1 日 1 回　起床時（空腹時）　14 日分
> Rp.2【般】ロスバスタチン錠 5mg　1 錠
> 　　　　　　　　　1 日 1 回　朝食後　14 日分
> Rp.3【般】ピコスルファートナトリウム錠 2.5mg　1 錠
> 　　　　　　　　　1 日 1 回　就寝前　3 日分
> Rp.4【般】炭酸水素ナトリウム・無水リン酸二水素ナトリウム配合坐剤　6 個
> 　　　　　　便秘時　1 日 1 回　　1 回 1〜2 個を出来るだけ肛門内深く挿入
> Rp.5【般】ビサコジル坐剤 10mg　6 個
> 　　　　　　便秘時　1 日 1〜2 回　　1 回 1 個を肛門内に挿入
>
> 　　　　　　　　　　　　　以下余白

※脂質異常症，2 型糖尿病と診断され，食事療法，運動療法に加え GLP-1 受容体
作動薬であるセマグルチド，HMG-CoA 還元酵素阻害薬であるロスバスタチン
で薬物療法を行っていたこと，酸化マグネシウム（OTC）を使用していること
を薬剤服用歴および患者からの聞き取りで確認．1 カ月ほど OTC で様子をみて
いましたが，腹部の張り症状が改善しないため便秘症治療薬 3 剤が追加となり
ました．

事例処方箋の問題点

　腹部膨満感を主訴とする男性に対し，初めての便秘薬が処方となった事例で
す．一般的に便秘薬の処方，特に初回時は非刺激性便秘薬が使用されている印
象です．事実，国内のデータベースによると，非刺激性便秘薬である酸化マグ
ネシウムの使用量が最も多く，これは制酸薬として使用されていることを考慮
したとしても，便秘症に対する処方頻度が高いと考えられます[1]．

　一言で「便秘」と言っても，そのタイプは様々です．便秘症は従来，機能性
便秘，器質性便秘，症候性便秘，そして薬剤性便秘の 4 つに分けられていまし
た[2]．現在では，機能性便秘と器質性便秘の 2 つに大別され，患者の訴えを踏

まえて，それぞれの分類をさらに排便回数減少型および排便困難型に分類しています[3]．現在の分類を用いるにあたり，大腸内視鏡検査，注腸 X 線検査，大腸通過時間検査，排便造影検査などを行う必要があります．検査実施の有無について患者に確認することは可能ですが，便秘症の分類について聞き取るのは困難であるため，筆者は従来の分類を使用しています．

さて，2 型糖尿病は便秘あるいは下痢を引き起こすことが報告されています．また，セマグルチドの副作用としても便秘・下痢が報告されています．したがって，症候性便秘あるいは薬剤性便秘の可能性が高いと考えられますが，断定できません．どちらの場合も排便回数減少型便秘であることから，これに適した薬剤の選択が求められます．今回の処方では，便秘症治療薬が 3 種類処方されていますが，いずれも腸の蠕動運動を促進する薬剤です．ピコスルファートは大腸を，炭酸水素ナトリウム・無水リン酸二水素ナトリウム（直腸内で炭酸ガスを発生させ直腸を刺激）およびビサコジル（直接的に直腸を刺激）は直腸に作用し蠕動運動を促進し，排便を促すことが知られています．したがって，詳細な作用機序に目を向けると薬剤間で違いがありそうです．しかし，腸を刺激し蠕動運動を促進するという点においては，同様であると考えられます．また下剤と坐剤 2 種類の使い分けについて，処方箋からは判断しきれないこと，他剤から推測される便秘症治療薬は約 1 週間の処方であることから確認のためにも疑義照会が必要となります．

保険適用上，妥当と考えられる記載例

●68 歳 男性（2 型糖尿病，脂質異常症）

Rp.1【般】セマグルチド（遺伝子組み換え）錠 5mg　1 錠
　　　　　　　　1 日 1 回　起床時（空腹時）　14 日分
Rp.2【般】ロスバスタチン錠 5mg　1 錠
　　　　　　　　1 日 1 回　朝食後　　14 日分
Rp.3【般】ピコスルファートナトリウム錠 2.5mg　1 錠
　　　　　　　　1 日 1 回　就寝前　7 日分
Rp.4【般】炭酸水素ナトリウム・無水リン酸二水素ナトリウム配合坐剤　6 個
　　　便秘時　1 日 1 回───1 回 1～2 個を出来るだけ肛門内深く挿入
Rp.5【般】ビサコジル坐剤 10mg　6 個
　　　便秘時　1 日 1～2 回───1 回 1 個を肛門内に挿入
　　　　　　　　　　以下余白
　　　備考：ピコスルファートナトリウム錠は症状により服用しないことも可能．

JCOPY 498-12018

解説

　疑義照会の際の医師への聞き取りで，直腸指診は実施しておらず，腹部の張りと患者の自覚症状で薬剤を選択したこと，新レシカルボン®（炭酸水素ナトリウム・無水リン酸二水素ナトリウム配合）坐剤とテレミンソフト®（ビサコジル）坐剤の効果に個人差があるという医師の経験があることを知ることができました．したがって，この処方箋における医師の処方意図は，

① 便秘改善効果の判断を行うため，3種の便秘薬を処方
② 患者の便秘状況により，ピコスルファート，炭酸水素ナトリウム・無水リン酸二水素ナトリウム配合坐剤またはビサコジル坐剤のいずれかを，患者自身が判断して使用してよい
③ ただし，各薬剤の併用はしないこと

という3点に要約できます．

　このような場合には，上記のように，便秘薬3種を同時に処方した目的や使用にあたっての注意事項を，備考欄に記載するのがよいでしょう．そうすることで，処方箋を受け取った段階で，薬剤師が処方趣旨を汲み取ることができるようになり，医師への疑義照会や，患者への必要以上の聞き取りなどを行わずに済むようになります．また，薬局側のレセプトへの記載も正確性を増すことができます．

　ただし，この場合にもいくつか注意点があります．1つは，患者判断による薬剤の使用です．今回の処方の目的は，患者に合う薬剤の選定だと考えられます．疑義のある処方例のようにそれぞれの薬剤を患者が選択し，その結果，期待した排便が得られた場合，使用した薬剤が1種類でない場合，薬剤による排便効果なのか，2種類以上だと，どの食生活や運動習慣などの環境変化による排便なのかを判断することが困難になると考えられます．そのため，処方箋の記載例では，便秘症治療薬をピコスルファートのみとしました．このようにすれば，薬剤による排便効果が得られたのかどうか判断できるとともに，目の前の患者に最適な便秘薬を選択することができます❶．今回の事例とは剤型が異

❶当該判断は，患者の病状や生活習慣等の多様な文脈に依存して変化しうる．本ケースで重要な問題は，便秘薬の使用に関して，医師の処方意図が調剤を担当する薬剤師に的確に伝わりにくいことであろう．複数の同効薬を頓服指示で処方する場合，その具体的な使い分けや使用タイミングの指示がないことは，保険適用上の疑義の対象となりうる．

なるかもしれませんが，ビサコジルとピコスルファートを比較したランダム化比較試験において，排便回数・便の硬さが同様であることが示されています[4]．また坐剤よりも経口の方が患者の治療ハードルを下げられると考え，内服薬を選択しました．もう一つの注意点としては，備考欄のコメントです．基本的に処方された薬剤は毎日使用するという認識があります．したがって，便秘症状が改善されたとしても薬剤を継続使用してしまう恐れがあり，効果が強い場合に下痢症状を引き起こしてしまう可能性があります．そのため，症状に合わせて使用できるよう備考欄に記載することで，医師の指示と薬剤師の服薬指導との齟齬がなくなり，患者が安心して薬剤を使用できるようになると考えられます．

電子処方箋導入後に予想される変化

電子処方箋が導入されても，本事例のような疑義紹介は発生する可能性が高いと考えられます．医薬品名，用法・用量といった形式的な処方箋の不備ではなく，処方箋の備考欄を活用した情報共有に近い事例であると捉えられるためです．今後，生涯型電子カルテ「PHR（パーソナル・ヘルス・レコード）」の活用が進み，電子処方箋と連携されることで，このような問い合わせ自体がなくなる世界になるのではないかと夢見ています．

■ 文献

1) 厚生労働省．第 7 回オープンデータ．〈https://www.mhlw.go.jp/stf/seisakunitsuite/bunya/0000177221_00011.html〉
2) 日本臨床内科医会．便秘．〈https://www.japha.jp/general/byoki/constipation.html〉
3) 日本消化器病学会関連研究会　慢性便秘の診断・治療研究会，編. 7 慢性便秘症診療ガイドライン 2017. 南江堂; 2017.
4) Kienzle-Horn S, et al. Comparison of bisacodyl and sodium picosulphate in the treatment of chronic constipation. Curr Med Res Opin. 2007; 23: 691-9. PMID: 17407625

［根本真吾］

JCOPY 498-12018

3 残薬発生時の対応

事例処方箋の提示

● 58 歳　男性

Rp.1	【般】アログリプチン錠 6.25mg　1 錠
	【般】グリメピリド 0.5mg 錠　1 錠
	内服　1 日 1 回　朝食後　　　60 日分
Rp.2	【般】メトホルミン錠 250mg　4 錠
	内服　1 日 2 回　朝夕食後　　60 日分
Rp.3	【般】ボグリボース OD 錠 0.2　3 錠
	内服　1 日 3 回　毎食直前　　60 日分
	以下余白

※糖尿病治療薬を服用中. 仕事が忙しいため, 病院を受診するのは 2 カ月に 1 回, たまに薬を飲み忘れることがあるため, 毎回少しずつ残薬が増えてきている. 今回は医師に 1 日 3 回の薬は残っているので処方なしでよい旨を伝えようと思っていたが, 飲み忘れがあるため言い出しづらく, 伝えることができなかった.

事例処方箋の問題点

　本事例は, 診療時に残薬があることを患者から医師に伝えられなかったケースです.「お世話になっている医師が, せっかく処方してくださったのに, 飲み忘れがあり薬が余っているとなかなか言い出せなかった」, という患者は少なくありません.

　保険薬剤師の立場では, 患者に残薬があることを確認できた場合, 特に医師の指示が処方箋になければ薬剤師の判断のみで残薬調整することができず, 疑義照会を実施することとなります.

　2021 年 6 月に保険薬局で算定された重複投薬・相互作用等防止加算の全件数を残薬調整および残薬調整以外に分けて 図1 に示します. 残薬調整のための疑義照会は多く実施されていることがわかります.

　医師は残薬調整のための処方日数変更の疑義照会がなされた際には, 同意さ

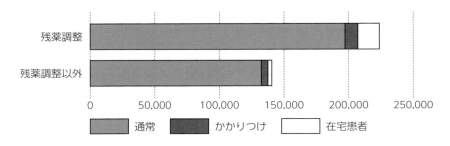

図1 **重複投薬・相互作用等防止加算の算定状況**
（令和 3 年社会医療診療行為別統計 調剤行為の状況より作成）

れるケースが多く，医師の働き方改革も叫ばれる中，残薬調整のみのための疑義照会に対応する時間が多くなることは望ましくありません．

安全性を確保しながら，効率的に残薬調整を行うための方法を記載例にて紹介します．

保険適用上，妥当と考えられる記載例

> ● **58 歳 男性**
>
> Rp.1 【般】アログリプチン錠 6.25mg　1 錠
> 　　　【般】グリメピリド 0.5mg 錠　1 錠
> 　　　　　　　　　　内服　1 日 1 回　朝食後　　60 日分
> Rp.2 【般】メトホルミン錠 250mg　4 錠
> 　　　　　　　　　　内服　1 日 2 回　朝夕食後　　60 日分
> Rp.3 【般】ボグリボース OD 錠 0.2　3 錠
> 　　　　　　　　　　内服　1 日 3 回　毎食直前　　60 日分
> 　　　　　　　　　　　　以下余白
> 備考欄：残薬調整後の報告可

この事例のように，処方箋の備考欄に「残薬調整後の報告可」と記載すると，薬局では残薬調整目的の疑義照会を省略して，残薬を調整した数量にて調剤を行うことが可能となります．

解説

2018 年診療報酬改定時に，残薬調整につき，医師が備考欄に「残薬調整後の報告可」等の指示を記載することで，薬局薬剤師が疑義照会なしに残薬分を差

し引いた減数調剤を行うことが認められました．本事例のようなケースについて，疑義照会を減らすことが可能となっています．

　ただし，残薬は，その残数の調整だけを行えばよいわけではありません．残薬が発生した理由に関する情報を収集し，服薬における障壁や課題を明らかにし，問題点を解消する必要があります．疑義照会なしに残薬が薬局で調整されてしまうと，服薬アドヒアランスの低下などについて，処方医に情報が届かないのでは？　という懸念もあるかもしれません．

　この制度において，薬局での残薬調整後，医師への情報提供は必須業務です．

> 情報提供の内容は，
> ・患者の服薬の状況，その理由および実際に患者へ交付した薬剤の数量
> ・患者への説明内容

などです．多忙の医師に代わり，薬剤師が患者より情報収集を行い，アドヒアランス低下につながっている要因を分析し，課題解決の方法を検討したうえで，

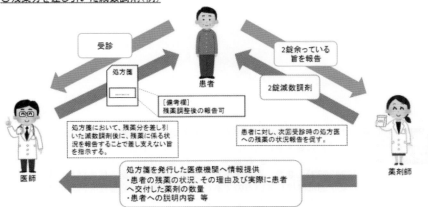

残薬調整に係る取扱い

残薬分を差し引いた減数調剤に係る取扱いについて以下のように明確化する

残薬分を差し引いた減数調剤：薬剤服用歴の記録又は調剤録及び残薬の外形状態・保管状況その他の残薬の状況を確認した上で，処方箋に記載された医薬品の数量を減らして調剤する業務。

○残薬分を差し引いた減数調剤（例）

図2　残薬調整に係る取扱い
（厚生労働省保険局医療課. 平成30年度診療報酬改定の概要 調剤. 2018.）

患者に指導を行い，必要な情報を医師へ提供します．あわせてアドヒアランス向上のために薬剤師より提案がなされるケースもありますので，よりよい薬物治療につきご検討の際に，参照いただければと思います．

　2023年現在，残薬に係る疑義照会を行う場合と，処方箋に「残薬調整後の報告可」との記載に基づき，薬局で減数調整を行い医師へ情報提供を行う場合ではいずれも算定できる調剤報酬点数は同じであるため（30点），患者の負担する費用に違いはありません．

　残薬調整について，安全に業務の効率化を図り，患者の個別治療により多くの時間を割いていただくために本制度を活用ください❶．

[佐藤美弥子　髙橋　渉]

❶日本では，高齢患者における医療用医薬品の残薬が，貨幣的価値換算で年間約500億円に達するともいわれており，服薬アドヒアランスの改善だけでも，その多くを削減できると考えられる（Hasegawa F, et al. 2014; PMID: 25243033）．また，服薬アドヒアランスが不良であるにも関わらず，臨床状態が安定的に推移しているのであれば，当該薬剤の必要性を再評価するきっかけにもなるだろう．また，このような状況において，服薬アドヒアランスを無理に向上させることは，薬剤の過量投与となる恐れもあり，潜在的な有害事象リスクが高まるケースも少なくない．医療コストの是正に関心が集まりがちな残薬調整であるが，医薬品安全に資する薬剤師の重要な業務の一つである．

4 統合失調症患者に対する ラメルテオンの処方

事例処方箋の提示

● **44歳 男性**

Rp.1　レキサルティ®錠 2mg　　1錠
　　　　　　　　1日1回　朝食後　　28日分
Rp.2　【般】ラメルテオン錠 8mg　　1錠
　　　　　　　　1回1錠　就寝前　　28回分
　　　　　　　　以下余白

※ 薬剤服用歴および患者からの聞き取りによれば，統合失調症の治療は安定して行えているものの，不眠の症状が続いているため，ベンゾジアゼピン系睡眠薬からラメルテオンに変更になった，とのことであった．

事例処方箋の問題点

　統合失調症の患者の7～8割に不眠症状がある[1]とする報告もあるほど，統合失調症と不眠症状は関連が深いものです．しかし，その不眠は統合失調症以外の精神疾患・身体疾患，薬，環境など様々な要因も複雑に絡み合って現れていると考えられるため，個々の原因に応じた治療を行うことが望ましい，とされています[2]．

　その際，ベンゾジアゼピン系睡眠薬であれば，精神疾患の既往歴や合併がある患者の不眠症に対しても効能・効果に関する制限がなく，使いやすいという利点があります（※）．不眠の急性期治療において，ベンゾジアゼピン系睡眠薬が有効であることは間違いない[3]ため，初手として用いるのは妥当と思われます．ただ，ベンゾジアゼピン系睡眠薬は，服用から1年が経過するとほとんど効果を自覚できなくなるという報告もある[4]など，長期使用した際の有効性・安全性は不明瞭です．むしろ，転倒や骨折のリスク増加にも繋がるほか，統合失調症患者がベンゾジアゼピン系の薬を長期使用することは，死亡率の増加と関連しているとする報告もある[5]ため，急場を凌いだ後には，別の治療法への

移行を考える必要があります.

　このとき,ラメルテオンは概日リズム障害のある統合失調症患者に対する有効性も報告されている[6] ことから,不眠の症状によっては切り替え先として非常に妥当なものと考えられます.しかし,ラメルテオンの承認時の臨床試験は精神疾患のある患者を除外して行われているため,添付文書の「効能・効果に関する使用上の注意」の欄にも,「精神疾患(統合失調症,うつ病等)の既往又は合併のある患者における本剤の有効性及び安全性は確立していない」と注意書きが記載されています.そのため,有効性がある薬であることはわかっていても,備考欄にもコメント等がない処方箋の場合には,保険制度上,確認の疑義照会を行わなければならないケースがあります.

保険適用上,妥当と考えられる記載例

> ●44歳　男性
>
> Rp.1　レキサルティ®錠 2mg　　　1錠
> 　　　　　　　　　　1日1回　　朝食後　　　28日分
> Rp.2　【般】ラメルテオン錠 8mg　　　1錠
> 　　　　　　　　　　1回1錠　就寝前　　　28回分
> 　　　　　　　　　　　以下余白
> 備考: ベンゾジアゼピンの減薬のため

解説

　先述の通り,ラメルテオンを概日リズム障害のある統合失調症患者[6] に処方することは,薬学的には妥当なものと思われます.問題は,添付文書上の注意書きに触れる使い方になるため,コメント等がないままでは保険請求の際に止められる可能性がある,という点です.そのため,例えば"ベンゾジアゼピン系の睡眠薬を中止・減量するため"や"概日リズムの調整のため"といったコメントがあれば,この確認のための疑義照会はなくすことができます.

　他にも,n数は39程度と少ないものの,エスゾピクロンは不眠のある統合失調症患者に対し,プラセボよりも不眠重症度指数を改善したとするRCTがあります[7].エスゾピクロンは,いわゆる不眠の急性治療においてラメルテオンよりも効果が高く,中止率も低いとされている[3] ため,患者の症状によってはよい代替案になると思われます.

　なお,こうしたコメントがあれば,すべての睡眠薬に関して疑義照会がなく

なるかというと，そういうわけでもありません❶．例えばゾルピデムの添付文書にも同じように，「効能・効果に関連する注意」という記載がありますが，こちらの表現は「統合失調症あるいは躁うつ病に伴う不眠症には，本剤の有効性は期待できない」と記載されています．原疾患の治療が優先されるべき，という注意喚起の記載ではありますが，ラメルテオンの「有効性及び安全性は確立していない」と違ってやや強めの表現になっているため，都道府県によっては保険請求の際にも通らない可能性があります．

■ 文献

1）Laskemoen JF, et al. Sleep disturbances in schizophrenia spectrum and bipolar disorders - A transdiagnostic perspective. Compr Psychiatry. 2019; 91: 6-12. PMID: 30856497
2）日本神経精神薬理学会. 統合失調症薬物治療ガイドライン 2022.〈https://www.jsnp-org.jp/csrinfo/03_2.html〉
3）De Crescenzo F, et al. Comparative effects of pharmacological interventions for the acute and long-term management of insomnia disorder in adults: A systematic review and network meta-analysis. Lancet. 2022; 400: 170-84. PMID: 35843245
4）Solomon DH, et al. Prescription medications for sleep disturbances among midlife women during 2 years of follow-up: A SWAN retrospective cohort study. BMJ Open. 2021; 11: e045074. PMID: 33975865
5）Tiihonen J, et al. Mortality and cumulative exposure to antipsychotics, antidepressants, and benzodiazepines in patients with schizophrenia: an observational follow-up study. Am J Psychiatry. 2016; 173: 600-6. PMID: 26651392
6）Mishra A, et al. Effect of add-on ramelteon therapy on sleep and circadian rhythm disruption in patients with schizophrenia: a randomized controlled trial. Eur Neuropsychopharmacol. 2020; 31: 109-18. PMID: 31831203
7）Tek C, et al. The impact of eszopiclone on sleep and cognition in patients with schizophrenia and insomnia: a double-blind, randomized, placebo-controlled trial. Schizophr Res. 2014; 160: 180-5. PMID: 25454802

［児島悠史］

編者コメント

❶むろん，ラメルテオンにおいてもコメントを付記したからといって疑義照会がなくなるわけではない．疑義照会は，薬学的判断および保険調剤上のフェイルセーフ機能を担っており，コメント付記による疑義照会の省略がルーチン化されることもまた医療安全の観点から一定のリスクを孕んでいる．薬剤師としては，状況に応じて適宜，必要な疑義照会を行わなければならない場面も多い：

5 透析患者に対する処方

事例処方箋の提示

> ● 65歳　男性
>
> RP.1【般】アセトアミノフェン錠500mg　　　1回1錠
> 　　　　　　　　　　　　　1日3回　毎食後　　　　　14日分
> Rp.2【般】トラマドール塩酸塩口腔内崩壊錠25mg 1回2錠
> 　　　　　　　　　　　　　1日4回　毎食後と寝る前　14日分
> Rp.3【般】ナルデメジントシル酸塩錠0.2mg　　　1回1錠
> 　　　　　　　　　　　　　1日1回　朝食後　　　　　14日分
> Rp.4【般】ミロガバリンベシル酸塩錠2.5mg　　　1回1錠
> 　　　　　　　　　　　　　1日2回　朝・夕食後　　　14日分
>
> 　　　　　　　　　　　　　以下余白

※下肢の足趾切断歴のある透析患者さんに対する疼痛コントロール処方です．当該患者さんの来局は2度目です．前回の処方受付時にアセトアミノフェンおよびトラマドールの服用が継続的で用量に問題ない事は医師に確認済みでした．今回はRp.4の「ミロガバリンベシル酸塩錠」が新規に追加処方となっています．

事例処方箋の問題点

　前回の薬剤交付時に，アセトアミノフェンやトラマドール投与量の多さを確認したことはもちろん，患者さんとの会話や歩行状況から足趾部の疼痛コントロールが困難であることがわかっていました．

　ところが，今回のミロガバリンの追加にあたって，腎機能低下者に対する初期投与量1日1回2.5mgとは異なる投与量で処方が開始されていました．リスクよりも治療を優先しての判断である旨の処方内コメントや備考欄への記載は確認できませんでした．

　この場合，保険適用上の問題はもちろん，ミロガバリンの血中濃度上昇によるふらつき等の副作用リスク上昇が懸念されます．よって用法・用量に関する問い合わせが必要となります．

保険適用上，妥当と考えられる記載例

● 65 歳　男性

RP.1【般】アセトアミノフェン錠 500mg　　　　　1 回 1 錠
　　　　　　　　　　　　1 日 3 回　毎食後　　　　　14 日分
Rp.2【般】トラマドール塩酸塩口腔内崩壊錠 25mg 1 回 2 錠
　　　　　　　　　　　　1 日 4 回　毎食後と寝る前　14 日分
Rp.3【般】ナルデメジントシル酸塩錠 0.2mg　　　1 回 1 錠
　　　　　　　　　　　　1 日 1 回　朝食後　　　　　14 日分
Rp.4【般】ミロガバリンベシル酸塩錠 2.5mg　　　1 回 1 錠
　　※服用開始 3 日間は 1 日 1 回 2.5mg を朝食後服用し，副作用の発生が
　　無ければ 1 日 2 回で服用とする
　　　　　　　　　　　　1 日 2 回　朝・夕食後　　　14 日分

　　　　　　　　　　　以下余白

解説

　本症例は透析患者さんにおける初期投与量について取り上げました．超高齢化社会となっている昨今の日本において，腎機能が低下している患者さんに対して薬剤交付をする機会は少なくありません．

　ミロガバリンに限らず，腎機能低下例に対する処方で減量基準に達していても標準量を処方する場合には「リスクよりも治療を優先し減量しない理由」を処方内コメントまたは備考欄に記載して頂くことで疑義照会を減らすことが可能になると考えます❶．

❶タリージェ®錠（ミロガバリンベシル酸塩）の製剤添付文書「用法及び用量に関連する注意」において，「腎機能障害患者に投与する場合は，クレアチニンクリアランス値を参考として投与量及び投与間隔を調節すること」，そして「低用量から開始し，忍容性が確認され，効果不十分な場合は増量すること」と明記されている 図1．それ故，記載例のコメントを付記することで，保険運用上の問題も少ないと思われる．

　ただし，「副作用の発生」に対するリスクと注意喚起については，具体的な症状も含め，患者に対して丁寧な説明が必要であることは言うまでもない．なお，同添付文書によれば，過量投与時にみられる症状として，多幸気分，構語障害，頭痛，嚥下障害，関節炎，関節腫脹，無力症があげられており，めまい等の代表的な副作用と合わせて留意しておきたい．

6. 用法及び用量

通常，成人には，ミロガバリンとして初期用量 1 回 5mg を 1 日 2 回経口投与し，その後 1 回用量として 5mg ずつ 1 週間以上の間隔をあけて漸増し，1 回 15mg を 1 日 2 回経口投与する．なお，年齢，症状により 1 回 10mg から 15mg の範囲で適宜増減し，1 日 2 回投与する．

7. 用法及び用量に関連する注意

腎機能障害患者に投与する場合は，次の表に示すクレアチニンクリアランス値を参考として投与量及び投与間隔を調節すること．低用量から開始し，忍容性が確認され，効果不十分な場合は増量すること．［9.2 参照］，［9.8.1 参照］，［16.6.1 参照］，［17.1.6 参照］

		腎機能障害の程度（CLcr：mL/min）		
		軽度 (90>CLcr≧60)	中等度 (60>CLcr≧30)	重度 （血液透析患者を含む） (30>CLcr)
1 日投与量		10~30mg	5~15mg	2.5~7.5mg
初期用量		1 回 5mg 1 日 2 回	1 回 2.5mg 1 日 2 回	1 回 2.5mg 1 日 1 回
有効用量	最低用量	1 回 10mg 1 日 2 回	1 回 5mg 1 日 2 回	1 回 5mg 1 日 1 回
	推奨用量	1 回 15mg 1 日 2 回	1 回 7.5mg 1 日 2 回	1 回 7.5mg 1 日 1 回

図1 タリージェ®錠（ミロガバリンベシル酸塩）添付文書

■ 文献

1）医薬品医療機器総合機構. 第十八改正日本薬局方.

［神田佳典］

6 腎機能低下時の バラシクロビルの投与量

事例処方箋の提示

● **78歳　女性**

Rp.1 【般】バラシクロビル錠 500mg　1回2錠（1日6錠）
　　　　　　　　　　　　　　　　1日3回　毎食後　　7日分

　　　　以下余白

※背中の皮膚の痛みで受診し，帯状疱疹と診断され，当薬局に処方箋を持参しました．当薬局の利用は初めてであり，本日の処方以外に併用薬はあるものの，お薬手帳は持参しておらず，その詳細は不明という状況です．
なお，身長は146cm，体重は39kgと確認できました．

事例処方箋の問題点

　本事例は腎機能低下が疑われる患者に，腎機能低下時，投与に注意する必要がある薬剤が処方されていた事例です．

　バラシクロビルは，体内で代謝されアシクロビルに変換され，主として腎臓から排泄されます．そのため，腎機能低下患者や高齢者では高い血中濃度が持続するおそれがあり，薬剤性腎障害や中枢神経症状を起こす可能性があります．

　わが国の医薬品副作用データベースを基に2004年4月〜2017年1月までのデータをまとめたHosohataらの報告[1]によると薬剤性腎障害の原因薬物のトップはバラシクロビルであったという結果がでています．2017年，2020年には，バルトレックス®錠および顆粒（バラシクロビルの先発品名称）の使用に関する注意喚起が発出されています．

　2017年に発出された注意喚起[2] **図1**では，①70歳以上の患者，②体重40kg以下の患者，③女性の患者 については，腎機能が低下しており，精神神経系の副作用が出やすくなっている可能性がある旨の記載があります．また2020年に発出された注意喚起[3]では，バラシクロビル使用時の精神神経系の副作用は3000mg/日投与で起こっていることが記載されています．

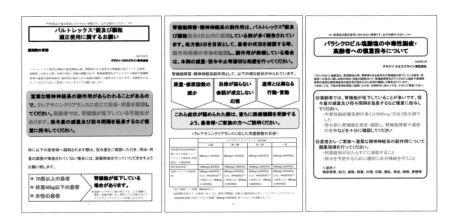

図1 バラシクロビル塩酸塩の適正使用等への注意喚起

　本事例の患者はすべてに当てはまることから，バラシクロビルが患者の腎機能に合わせた投与量になっているかの確認が必要です．ただし，薬局では患者の腎機能についての情報が得られないことが多いため，処方量が適切であるかの判断がつかず，疑義照会にて腎機能を確認する必要が出てきます．

保険適用上，妥当と考えられる記載例

● 78歳　女性

Rp.1【般】バラシクロビル錠 500mg　1回2錠（1日4錠）

　　　　　　　　　　　　　　　　　1日2回　朝・夕食後　　7日分

以下余白

備考：血清クレアチニン値 0.7mg/dL，eGFR: 60.6mL/min/1.73^2

解説

　本事例において，医療機関に疑義照会したところ，血清クレアチニン値が0.7mg/dL，eGFR が 60.6mL/min/1.73^2 でした．

　この血清クレアチニン値から，クレアチニン・クリアランス（Ccr）を計算すると 40.78mL/min であり，最初に記載されていた投与量では血中濃度が高くなり，精神神経系の副作用が起きてしまう可能性がありました．

　腎機能低下時に注意が必要な薬剤を腎機能が低下しているような患者へ処方する際には，記載例のように備考欄等に血清クレアチニン値を記載していただ

表1 バラシクロビル用量調節の目安（帯状疱疹の場合）

Ccr（mL/min）	投与量および投与間隔
Ccr＞50	1,000mg を 8 時間ごと
30≦Ccr＜49	1,000mg を 12 時間ごと
10≦Ccr＜29	1,000mg を 24 時間ごと
Ccr＜10	500mg を 24 時間ごと

（「バルトレックス®錠」添付文書を参考に作成）

けると，患者の腎機能に合わせて処方量の調整が必要な医薬品につき，適切な処方量であるか薬局側でも確認が可能となります．

Ccr が 40.78mL/min だったので，バラシクロビルの投与量としては 1 回 2 錠（1,000mg）を 12 時間ごとの投与が妥当であると考えます．

記載例では，バラシクロビルを腎機能に応じた用法用量に変更しましたが，バラシクロビル以外の薬剤への変更も選択肢にあると考えられるため解説します．

抗ヘルペスウイルス薬には，バラシクロビル以外には，ファムシクロビル，アメナメビルがあります．

ファムシクロビルは，バラシクロビル同様に腎排泄型の薬剤であり，腎機能が低下している方へは用法用量の調節が必要ですが，ファムシクロビルはバラシクロビルより溶解度が高く，中枢移行性が低いため，血中濃度依存的な副作用を起こしにくい可能性が示唆されています．

アメナメビルは，バラシクロビル，ファムシクロビルと異なり，腎臓で代謝されず糞便中に排泄されるため，腎機能が低下している方にも通常量での処方が可能です．しかしアメナメビルは CYP3A4 で代謝され，CYP3A4，CYP2B6

表2 ファムシクロビル用量調節の目安（帯状疱疹の場合）

Ccr（mL/min）	用法用量
Ccr＞60	500mg を 1 日 3 回
40≦Ccr＜59	500mg を 1 日 2 回
20≦Ccr＜39	500mg を 1 日 1 回
Ccr＜20	250mg を 1 日 1 回

（「ファムビル®錠」添付文書を参考に作成）

を誘導するため，他剤との相互作用に注意が必要です❶.

　本事例では，併用薬の確認ができていないため選択しませんでしたが，併用薬のない高齢者（腎機能も不明なケース）には適していると考えます.

■ 文献

1) Hosohata K, et al. Surveillance of drugs that most frequently induce acute kidney injury: A pharmacovigilance approach. J Clin Pharm Ther. 2019; 44: 49-53. PMID: 30014591
2) グラクソ・スミスクライン. バルトレックス®錠及び顆粒適正使用に関するお願い. 2017年3月.
3) グラクソ・スミスクライン. バラシクロビル塩酸塩の中毒性脳症・高齢者への慎重投与について. 2020年3月.
4) 腎臓病薬物療法ガイドブックワーキンググループ, 編. 腎臓病薬物療法ガイドブック　第2版. じほう; 2022.

[佐藤美弥子　髙橋　渉]

---

❶ 特に注意が必要な薬剤としては，アメナメビルの添付文書で併用禁忌となっているリファンピシンのほか，ケトコナゾール，ミダゾラム，シクロスポリン，リトナビルをあげることができる（Kusawake T, et al. 2017; PMID: 29076107 / Adeloye T, et al. 2018; PMID: 30044899）.

7 適応症によって用法用量が異なる場合

事例処方箋の提示

● 77歳　女性

Rp.1【般】ダパグリフロジン　5mg　　1回1錠
　　　　　　　　　　　　　　1日1回　朝食後　　30日分

以下余白

事例処方箋の問題点

　2014年にイプラグリフロジンが発売されて以来，糖尿病治療において治療の選択肢が広がったSGLT2阻害薬ですが，近年は心不全治療や慢性腎臓病にも適応が拡大し，患者さんのQOL改善に大きな期待ができる薬剤となりました．一方で，適応によって用量が異なり，場合によってはどちらの疾患で使われているのか区別がつかず，疑義照会が必要なケースも出てくるようになりました．

　処方例のダパグリフロジンでは，添付文書上は5mgでは2型糖尿病と1型糖尿病の適応，10mgでは慢性心不全，慢性腎臓病の適応です．症例によっては，糖尿の既往がなく，慢性心不全や慢性腎臓病で処方したい場合，高齢やリスク回避の目的などで低用量から開始したいという場合もあるかもしれません．その場合，保険薬局においては処方監査の際に処方意図がわからず，疑義照会にて確認しなければなりません❶．

　疑義照会の例として，「処方内容から，慢性心不全の患者さんと推測いたしますが，添付文書上，適応は10mgとなっております．5mgでお出ししてもよろしいでしょうか？」といった問い合わせが想定されます．

編者コメント　❶臨床的な妥当性に基づく用法用量と，保険適用上の用法用量は時に相違する．保険調剤を行う上では，保険適用上のルールが優先されるため，臨床的に妥当な用法や用量であったとしても，形式的疑義照会の対象となるケースは多い．

保険適用上，妥当と考えられる記載例

> Rp.1【般】ダパグリフロジン　5mg　　1回1錠
> 　　　　　　　　　　　　　　　1日1回　朝食後　　30日分
>
> 　　　　　　　　以下余白
> 備考：適応確認済み

解説

　この場合は処方する医師側にとっても問い合わせがあった方がよいケースだと考えられますが，処方意図がはっきりしている場合や外来業務の都合上，処方医が不在になり問い合わせの回答がすぐにできない場合もあると思われます．

　そういった場合は備考欄などに「適応確認済み」などと処方意図を記載することで「このまま（疑義なしに）調剤してよい処方なのか？」を薬剤師が容易に判断できます❷．そして，薬剤師による服薬後フォローアップなどを経て，増量のタイミングや継続についての検討がされれば，服薬する患者さんにとって最大のメリットになると考えられます．

■電子処方箋導入後に予想される変化

　電子処方箋導入により，処方箋発行時に重複薬や併用禁忌などの際に医師がコメントを入力することができるようになりそうです．そういった場合，今回のケースのように，適応と異なる用量の場合にはコメントを記載することで緊急的な疑義照会を減らすことが可能になるかもしれません．

［髙野浩史］

❷ただし，コメントを付与したからといって，必ずしも保険適用が認められるわけではない．むろん，コメントの内容にもよるが，本ケースではより具体的な処方意図の記載が望ましいと思われる．また，心不全に対するダパグリフロジンの低用量投与は，有効性に関する方法論的妥当性の高いエビデンスも報告されておらず，薬剤師による薬学的疑義照会の対象となる場合も想定できる．

8 屋外での運動部に所属する高校生に対する NSAIDs 外用剤の処方

事例処方箋の提示

● 16 歳　男性

Rp.1　モーラス®テープ L40mg　　14 枚
　　　　　　　　1 日 1 回　　首に貼付

　　　　　以下余白

※薬剤服用歴および患者からの聞き取りによれば，部活動でサッカーをしている
際に負傷したとのこと．けがの程度は軽いため，運動は制限されていない，と話
している．なお，時期はこれからも暑い日が続く 7 月である．

事例処方箋の問題点

　部活動中に負傷した高校生に，NSAIDs の外用薬が処方となった事例です．
基本的に，急性の筋骨格系の痛みに NSAIDs の外用薬は有効であり[1]，また 15
歳以上であれば適応上も問題はありません．

　ただ，ここで 1 点注意したいのは，NSAIDs の外用薬を貼った部位に直射日
光が当たると，光線過敏症を起こす可能性がある[2,3]，という点です．一般的に，
高校生は通学や授業で屋外にいることも多く，特にこの患者は屋外での活動時
間が長いサッカー部に所属していることから，貼付部位の首にも直射日光を浴
びる機会はかなり多く，さらに，7 月という紫外線が最も強い時期であること
からも，光線過敏症のリスクは高いと考えられます．

　確かに，この光線過敏症のリスクは貼付部位を濃い色のサポーター等で覆う
ことで避けることができますが，光線過敏症は薬を使い終えてから数カ月を経
てから起こることもある点を踏まえると，少なくともこの夏の間はずっとその
対策を続ける必要があります．これは，主に屋内で活動する部活動に所属して
いる高校生であれば可能でも，屋外で激しく動き回るサッカー部に所属する高
校生では，かなり難しいと思われます．

　なお，この光線過敏症は特にモーラス®（ケトプロフェン製剤）の副作用と

して有名ですが，インドメタシンやフルルビプロフェン，フェルビナクといった他のNSAIDsを配合した製剤でもほぼ同程度の頻度で確認されており[4]，ケトプロフェン以外の製剤であれば大丈夫というわけでもありません．外用のNSAIDsに共通したリスクと考える必要があります．

　こうした点から，紫外線の強い春〜夏，直射日光を浴びる機会の多い生活をしている人の，直射日光を浴びやすい部位に，外用NSAIDsが処方されていて，遮光の対策を継続するのが困難と思われる場合には，光線過敏症のリスクを避けるために疑義照会を行うことになるケースがあります．

薬学的に妥当と思われる記載例[1]

●16歳　男性

Rp.1	MS冷シップ「タイホウ」　　14枚
	1日1回　　首に貼付
Rp.2	【般】ロキソプロフェンナトリウム錠60mg　　1錠
	1回1錠　痛むとき　　20回分
	以下余白

備考：光線過敏症のリスク回避のため

解説

　一般的に，NSAIDsは内服と外用でその鎮痛効果に大きな違いはありません[5,6]．そのため，光線過敏症のリスクを避ける際には，NSAIDsを内服薬で処方する，というのは一つの手になります．医療用のNSAIDsは年齢制限が明確にされていませんが，「ロキソプロフェン」はOTC医薬品である「ロキソニン®S」でも15歳から使えるため，高校生への「ロキソプロフェン」の処方は妥当と考えられます．

　ところが，患者さんの中には，ケガをした際には"貼り薬"がよい，貼ったときにひんやりするものがよい，という希望のある方もおられます．そもそも光線過敏症というリスクは一般にほとんど認識されていない[7]ため，せっかくリスクを避けるために考えられた処方であっても，「飲み薬しかもらえなかった

---

❶本事例において，備考欄のコメントは必ずしも記載しなければならないものではない．ただ，これまで定期的にケトプロフェンテープ製剤を処方してきた患者で，紫外線の強い時期への配慮から処方変更された場合は，薬剤師の服薬説明時にも有益な参考情報となる．

から，貼り薬をドラッグストアへ買いに行こう」となってしまう可能性もあります．そういった際には，基本的に光線過敏症のリスクもなく使えるサリチル酸メチルやサリチル酸グリコールの製剤[8]が，よい選択肢になります．

なお，これらの薬はプラセボに対して有意に大きな疼痛軽減効果も確認されており[9]，決して"ひんやりするだけ"の薬というわけではありませんが，その鎮痛効果は他の NSAIDs に比べればやさしめです．ケガをしてすぐの状態では満足に痛みを取り切れなかったり，あるいは部活動を継続するためには効き目が不十分だったり，といった可能性も考えられます．そんな時には，貼り薬の「サリチル酸メチル」に加えて，内服のロキソプロフェンを頓服で重ねて使ってもらう，といった工夫も可能です．ただし，NSAIDs の内服と外用の併用は基本的に避けることが推奨されているため，備考欄に「光線過敏症のリスク回避のため」と記載しておいていただければ，薬剤師からさらなる確認が入ることも避けられるかと思います．

■文献

1) Derry S, et al. Topical NSAIDs for acute musculoskeletal pain in adults. Cochrane Database Syst Rev. 2015; CD007402. PMID: 26068955
2) Gould JW, et al. Cutaneous photosensitivity diseases induced by exogenous agents. J Am Acad Dermatol. 1995; 33: 551-763. PMID: 7673488
3) Monteiro AF, et al. Drug-induced photosensitivity: photoallergic and phototoxic reactions. Clin Dermatol. 2016; 34: 571-81. PMID: 27638435
4) 医薬品・医療機器等安全性情報 No.276. 2011 年 1 月.
5) Klinge SA, et al. Effectiveness and safety of topical versus oral nonsteroidal anti-inflammatory drugs: a comprehensive review. Phys Sportsmed. 2013; 41: 64-74. PMID: 23703519
6) Zhao D, et al. Efficacy and safety of loxoprofen hydrogel transdermal patch versus loxoprofen tablet in Chinese patients with myalgia: a double-blind, double-dummy, parallel-group, randomized, controlled, non-Inferiority trial. Clin Drug Investig. 2019; 39: 369-77. PMID: 30725315
7) 相良英憲, 他. 湿布剤に関する外来患者の意識調査. 医療薬学. 2006; 32: 1059-64.
8) Hebert PR, et al. Treatment of low back pain: the potential clinical and public health benefits of topical herbal remedies. J Altern Complement Med. 2014; 20: 219-20. PMID: 24116881
9) Higashi Y, et al. Efficacy and safety profile of a topical methyl salicylate and menthol patch in adult patients with mild to moderate muscle strain: a randomized, double-blind, parallel-group, placebo-controlled, multicenter study. Clin Ther. 2010; 32: 34-43. PMID: 20171409
10) Rogers NV, et al. An alternative to oral NSAIDs for acute musculoskeletal injuries. J Fam Pract. 2011; 60: 147-8. PMID: 21369556

［児島悠史］

9 受験生に対する 抗ヒスタミン薬の処方

事例処方箋の提示

●18歳　男性

Rp.1【般】レボセチリジン錠 5mg　　1錠
　　　　　　　　　　　　1日1回　就寝前　　28日分
Rp.2【般】d-クロルフェニラミンマレイン酸塩錠 2mg　　1錠
　　　　　　　　　　　　1回1錠　ひどいとき　　10回分
　　　　　　　　　　　　以下余白

※薬剤服用歴および患者からの聞き取りによれば，花粉症には以前から毎年この処方で対応していて，花粉の飛散量が多い時期や，屋外をよく出歩くときには頓服薬が必要になることもある，とのこと.

事例処方箋の問題点

　高校生に対する花粉症治療として，抗ヒスタミン薬が処方されている事例です. 花粉症治療の中心として，非鎮静性の抗ヒスタミン薬であるレボセチリジンが選ばれている点も診療ガイドライン等の推奨[1]と合致しており，特に問題のあるものではありません. また，d-クロルフェニラミンのように抗コリン作用も持つ鎮静性の抗ヒスタミン薬は速効性に優れている[2]ため，症状が突出してきた際の"頓服薬"として重ねることも，合理的なものと考えられます.

　ただ，今回の処方で考えたいのは，この高校生が18歳（＝高校3年生）である，という点です. 日本の本州でスギ花粉が飛び始めるのは2月初旬ころからですが，これは大学受験のシーズンとぴったり重なります. そのため，抗ヒスタミン薬による眠気や集中力・判断力の低下といったデメリットが，普段よりも患者の人生に大きな影響を与える恐れがあります. 実際，学生がd-クロルフェニラミンなどの鎮静性の抗ヒスタミン薬を花粉症の治療に用いると，鼻の症状は治まっても，学業成績はかえって悪化する可能性がある[3]とする報告があったり，あるいは，その眠気や集中力・判断力の低下といった副作用は，ゾルピデムよりも翌朝に残りやすい[4]という報告があったりと，受験生にとって

はこの副作用が致命的になる恐れがあります．そのため，鎮静性の抗ヒスタミン薬も併用しながら治療することが，"今シーズンのこの高校生にとって"も有益かどうかは，慎重に考える必要があります．

　こうした点から，この高校生が大学受験を控えている場合には，たとえこれまでのシーズンはこの処方で問題なく治療できていたとしても，受験への影響が少ない治療へ切り替えできないか，疑義照会を行うことになる場合があります．

薬学的に妥当と思われる記載例

> ●16歳　男性
>
> Rp.1【般】レボセチリジン錠5mg　　　1錠
> 　　　　　　　　　　　　　　1日1回　就寝前　　28日分
> Rp.2【般】モメタゾンフランカルボン酸エステル点鼻液50μg
> 　　　56噴霧用　　1瓶
> 　　　　　　　　　　　　　　1日1回　　1回2噴霧
>
> 　　　　　　　　　　　以下余白

解説

　よい選択肢になるのは，花粉症治療の中心を「ステロイドの点鼻薬」に切り替える，という方法です．日本では，気軽に使える内服の抗ヒスタミン薬が人気ですが，花粉症治療のくしゃみ・鼻水・鼻づまりの症状に対する治療効果は，内服の抗ヒスタミン薬よりもステロイドの点鼻薬の方が明らかに優れています[5,6]．そのため，海外では点鼻というデバイスを扱える年齢であることや，症状が強めに出ていること等の場合には，ステロイドの点鼻薬の方が抗ヒスタミン薬よりも高く推奨されています[7,8,9]．この患者さんのように，内服の抗ヒスタミン薬で治療していると，"追加の頓服薬"が必要になる場面が毎年ある，という状況であれば，より効果の高いステロイドの点鼻薬を主軸に据えて治療した方がよい可能性があります❶．特に，ステロイドの点鼻薬には眠くなる作用もないため，集中力・判断力の低下を心配する必要もありません．そのため，有

編者コメント
❶患者の要望によって鼻噴霧ステロイドが処方できないケースもあるかもしれない．もし仮に，鼻噴霧操作に不慣れであることが原因であるのなら，薬局にて患者個別に鼻噴霧操作のフォローアップが可能である．処方箋備考欄に，「鼻噴霧ステロイドの使用法について要説明」等のコメントを付記することで，医師の診療意図が薬剤師に適切に伝達されるように思われる．

効性・安全性の両面から，受験生にとって非常によい薬になると考えられます．
　なお，ステロイドの点鼻薬をしっかりと使えていれば，そこに内服の抗ヒスタミン薬を追加してもほとんど上乗せの効果は得られない[10]，とする報告もあります．これを踏まえると，処方はステロイドの点鼻薬だけでも良いかもしれませんが，ステロイドの点鼻薬は使用後に"喉に流れ落ちる"，"鼻から液だれする"，"苦味を感じる"などの理由から治療を継続できないケースも少なくありません[11]．我々薬剤師も，患者さんが点鼻薬をうまく使えるようにモデル器を用いた指導などを行いますが，それでもうまくいかない場合，最低限の治療効果は維持できるように"使い慣れた"抗ヒスタミン薬は継続しておく，というのはひとつの案と思われます．

■ 文献

1) 鼻アレルギー診療ガイドライン作成委員会, 編. 鼻アレルギー診療ガイドライン 2020. ライフ・サイエンス. 2020.
2) 矢久木田淳, 他. WAL801CL（epinastine）錠の湿疹・皮膚炎群, 痒疹群および皮膚掻痒症に対する臨床試験. 臨床医薬. 1992; 8(suppl-1): 73-86.
3) Walker S, et al. Seasonal allergic rhinitis is associated with a detrimental effect on examination performance in United Kingdom teenagers: case-control study. J Allergy Clin Immunol. 2007; 120: 381-7. PMID: 17560637
4) Katayose Y, et al. Carryover effect on next-day sleepiness and psychomotor performance of nighttime administered antihistaminic drugs: a randomized controlled trial. Hum Psychopharmacol. 2012; 27: 428-36. PMID: 22806823
5) Yáñez A, et al. Intranasal corticosteroids versus topical H1 receptor antagonists for the treatment of allergic rhinitis: a systematic review with meta-analysis. Ann Allergy Asthma Immunol. 2002; 89: 479-84. PMID: 12452206
6) Nielsen LP, et al. Comparison of intranasal corticosteroids and antihistamines in allergic rhinitis: a review of randomized, controlled trials. Am J Respir Med. 2003; 2: 55-65. PMID: 14720022
7) Wallace DV, et al. Pharmacologic treatment of seasonal allergic rhinitis: synopsis of guidance from the 2017 joint task force on practice parameters [published correction appears in Ann Intern Med. 2018 May 15; 168: 756]. Ann Intern Med. 2017; 167: 876-81. PMID: 29181536
8) Seidman MD, et al. Clinical practice guideline: allergic rhinitis. Otolaryngol Head Neck Surg. 2015; 152 (1 Suppl): S1-43. PMID: 25644617
9) Brożek JL, et al. Allergic Rhinitis and its Impact on Asthma (ARIA) guidelines-2016 revision. J Allergy Clin Immunol. 2017; 140: 950-8. PMID: 28602936
10) Anolik R, et al. Clinical benefits of combination treatment with mometasone furoate nasal spray and loratadine vs monotherapy with mometasone furoate in the treatment of seasonal allergic rhinitis. Ann Allergy Asthma Immunol. 2008; 100: 264-71. PMID: 18426147
11) Berger WE, et al. Intranasal corticosteroids: The development of a drug delivery device for fluticasone furoate as a potential step toward improved compliance. Expert Opin Drug Deliv. 2007; 4: 689-701. PMID: 17970670

[児島悠史]

10 抗ヒスタミン薬による眠気発現リスク

事例処方箋の提示

● 45歳　男性

Rp.1 【般】レボセチリジン塩酸塩錠 5mg　　1回1錠（1日1錠）
　　　　　　　　　　　　　　　　　1日1回　就寝前　　14日分

以下余白

※季節性アレルギー性鼻炎（花粉症）の症状があり，受診．例年は市販薬で対応していたが今年は症状がひどいため，クリニックを受診したとのこと．薬局での聞き取りで，当該患者の仕事は配送業であり，業務中は常に自動車を運転することを把握しました．

事例処方箋の問題点

　自動車等の運転を業とする季節性アレルギー性鼻炎患者に，鎮静性の第二世代抗ヒスタミン薬が処方されたケースです．鼻アレルギー診療ガイドライン2020年版において，季節性アレルギー性鼻炎患者への第二世代抗ヒスタミン薬の投与は第一選択薬として推奨されており，国内では複数の抗ヒスタミン薬が発売されています．しかし，第二世代抗ヒスタミン薬には鎮静性の薬剤もあり，自動車運転などの危険な作業をしないように注意されているため，患者の生活背景に応じた薬剤選択が必要になります．

　道路交通法66条では，「何人も……過労，病気，薬物の影響その他の理由により，正常な運転ができないおそれがある状態で車両等を運転してはならない」と規定されており，違反した場合は3年以下の懲役または50万円以下の罰金が科せられます．

　2013年，芸能人の服薬による交通事故事例から厚生労働省より，「添付文書の使用上の注意に自動車運転等の禁止等の記載がある医薬品を処方又は調剤する際は，医師又は薬剤師からの患者に対する注意喚起の説明を徹底させること」という通知が発出されています．

　医師法 23 条「医師は，診察したときは本人又はその保護者に対し，療養の方法その他保健の向上に必要な事項の指導をしなければならない」，薬剤師法 25 条の 2「薬剤師は，調剤した薬剤の適正な使用のため，販売又は授与の目的で調剤したときは，患者又は現にその看護に当たっている者に対し，必要な情報を提供し，及び必要な薬学的知見に基づく指導を行わなければならない」（抜粋）とされている．患者への説明が不十分であり，患者が処方薬を服薬中に運転する際には注意が必要であることを認識できておらず事故に至った場合，医療従事者が賠償責任を問われる可能性もあります．

　今回処方のレボセチリジンは，添付文書上で「眠気を催すことがあるので，本剤投与中の患者には自動車の運転等危険を伴う機械の操作には従事させないよう十分注意すること」との記載があり，運転を業とする患者の服用は避けることが望ましいでしょう．

保険適用上，妥当と考えられる記載例

> **● 45 歳　男性**
>
> Rp.1　ビラノア®錠 20mg　　1 回 1 錠（1 日 1 錠）
> 　　　　　　　　　　　1 日 1 回　就寝前　　14 日分
> 　　　　　　　　　　　以下余白

解説

　本事例においては，①患者が運転を業とする者，②市販薬では効果不十分で来院，という観点から，ビラノア®錠 20mg（ビラスチン）の処方が妥当と考えました．

　下記の第二世代抗ヒスタミン薬の一覧表から，運転を業とする者にはフェキソフェナジン，ロラタジン，デスロラタジン，ビラスチンの使用が望ましいと考えられます❶．

❶ 抗ヒスタミン薬で懸念される鎮静作用は，患者個別の程度の問題であるともいえ，どの薬剤についても眠気が催される可能性がある一方で，第一世代抗ヒスタミン薬でも眠気を催さない患者も少なくない．レボセチリジンは薬力学的に鎮静作用が少なく，自動車運転に関するシミュレーション研究でも，運転技能や判断能力の低下をきたさない可能性が報告されている（Inami A, et al. 2016; PMID: 26999510 / Verster JC, et al. 2003; PMID: 12721777）．しかし，同薬の製剤添付文書には「眠気を催すことがあるので，本剤投与中の患者には自動車の運転等危険を伴う機械の操作には従事させないよう十分注意すること」と明記されており，自動車運転を業とする患者に対して当該薬剤が処方された場合，医学的な妥当性ではなく保険調剤上の疑義として処方医に照会がなされることとなる．

表1　第二世代抗ヒスタミン薬の用法・自動車運転に関する添付文書上の記載，市販の有無

一般名	代表的な商品名	用法	添付文書における自動車運転に関する使用上の注意	後発医薬品の有無	市販の有無
ケトチフェン	ザジテン®	1日2回	自動車運転には従事させない	○	○
メキタジン	ゼスラン®	1日2回	自動車運転には従事させない	○	○
アゼラスチン	アゼプチン	1日2回	自動車運転には従事させない	○	○
エメダスチン	レミカット®	1日2回	自動車運転には従事させない	○	×
	アレサガ®テープ	1日1回	自動車運転には従事させない	×	×
エピナスチン	アレジオン®	1日1回	自動車運転の際には注意させる	○	○
エバスチン	エバステル®	1日1回	自動車運転の際には注意させる	○	○
セチリジン	セチリジン®	1日1回	自動車運転には従事させない	○	○
フェキソフェナジン	アレグラ®	1日2回	記載なし	○	○
ベポタスチンベシル	タリオン®	1日2回	自動車運転の際には注意させる	○	○
オロパタジン	アレロック®	1日2回	自動車運転には従事させない	○	×
ロラタジン	クラリチン®	1日1回	記載なし	○	○
レボセチリジン	ザイザル®	1日1回	自動車運転には従事させない	○	×
デスロラタジン	デザレックス®	1日1回	記載なし	×	×
ビラスチン	ビラノア®	1日1回	記載なし	×	×
ルパタジン	ルパフィン®	1日1回	自動車運転には従事させない	×	×

〔各薬剤の添付文書および pmda のホームページより作成（2022 年 12 月現在）〕

　　そしてその中で，市販化されていないのはデスロラタジン，ビラスチンが該当します（2023 年 9 月現在）．デスロラタジンはロラタジンの活性代謝物であるため，今回の患者が市販のロラタジンで効果不十分で来院したのであればデスロラタジンでも効果不十分であることが予測され，ビラスチンとしました．しかし，デスロラタジン，ビラスチンともに後発医薬品が発売されておらず，他の抗ヒスタミン薬と比較すると高額になってしまうことから，患者に使用していた市販薬の詳細を確認して，その商品とは別の抗ヒスタミン薬（可能であれば後発医薬品のあるもの）を処方するのが望ましいと考えます．

　　また，添付文書の記載だけではなく，花粉症の病状も考慮する必要があります．くしゃみや鼻をかむなどの行為から注意散漫となり，自動車事故が起こった事例も報告されています．

　　今回は抗ヒスタミン薬の単剤での処方でしたが，次回来院時に症状改善が見

られない場合は，点鼻ステロイド薬などの薬剤追加も検討していただければ幸いです．

■文献

・ 鼻アレルギー診療ガイドライン作成委員会, 編. 鼻アレルギー診療ガイドライン 2020 年版. ライフ・サイエンス; 2020.
・ 木津純子. 抗ヒスタミン薬服用患者の実態と運転への影響. Yakugaku Zasshi. 2017; 137: 315-21.

［佐藤美弥子　髙橋　渉］

11 パゾパニブと プロトンポンプ阻害薬の併用

事例処方箋の提示

70歳代　男性

主科より
Rp.1【般】パゾパニブ錠200mg　　　　4錠　　寝る前（空腹時）　　14日分
他医院より　変形性関節症のため
Rp.1【般】エトドラク錠100mg　　　　2錠　　朝夕食後　　14日分
Rp.2【般】ラベプラゾール錠10mg　　1錠　　朝食後　　14日分

以下余白

事例処方箋の問題点

　70歳代，男性．根治切除不能腎細胞がんのためパゾパニブ錠800mg/日をX
－5年より内服を開始していました．既往歴に変形性関節症があり，他医院よ
りエトドラク錠200mg/日とラベプラゾール錠10mgを処方されていました．X
年より当薬局を利用され，お薬手帳より併用薬を確認したところ，パゾパニブ
錠の添付文書で，「併用を可能な限り避けること」とされているプロトンポンプ
阻害剤（PPI）を服用していることがわかりました．PPIが胃内の酸分泌を抑
制することで，パゾパニブ錠の溶解度が低下しその吸収を低下させる可能性が
あることがその理由です．ちなみに，パゾパニブ錠の処方を応需している薬局
では，他医院からの処方は応需していませんでした．

　このようなケースでは，まず，疑義照会を行う際，保険薬局ではどちらに先
に行うべきか悩ましいところですが，次の二つの内容が考えられました．

① パゾパニブ錠の処方医に，他医院からパゾパニブ錠と「できるかぎり併用
　　をさけること」とされるプロトンポンプ阻害薬（PPI）を処方されている
　　という情報提供をかねた疑義照会を行い今後の方針を確認する．
② PPIを処方している他医院の医師に，主科からパゾパニブ錠が処方され

ており，PPI は「できるかぎり避けること」とされている旨，情報提供し PPI の服用が必要であれば，代替え案を提案する．

　そこで，まず①の主科の医師に情報提供を行ったところ，医師は PPI を併用していることは知りませんでした．また，主科の医師より，他医院の処方医に，当該薬剤師から情報提供するように指示を得ました．現状では，病診連携が充分になされているか不明であり，服用薬の情報は，患者が持参しているお薬手帳のみである可能性も考慮しなければなりません．

　したがって，併用薬間の飲み合わせの影響による患者の不利益を回避するために，薬局薬剤師が医療機関同士の連携をサポートすることは重要なことと考えます．

保険適用上，妥当と考えらえる記載例

70 歳代　男性
主科より Rp.1【般】パゾパニブ錠 200mg　　　　4 錠　　寝る前　　14 日分 他医院より　変形性関節症のため Rp.1【般】エトドラク錠 100mg　　　　2 錠　　朝夕食後　　14 日分 Rp.2【般】ラベプラゾール錠 10mg　　1 錠　　寝る前　　14 日分 　　　　　　　　　　　　　以下余白

解説

　他医院への疑義照会は，次のように行いました．

　「患者は○○病院の泌尿器科より，根治切除不能腎細胞がんでパゾパニブ錠を服用していますが，製薬会社の資料[1]によりますと，胃内 pH を上昇させる薬剤を併用すると，パゾパニブ錠のバイオアベイラビリティが低下するため，併用は避けることとの記載がございます．しかし PPI の併用が医療上必要な場合は，パゾパニブ錠は 1 日 1 回，夜の空腹時に PPI と併用投与することが推奨されます．

　したがって，ラベプラゾール錠の服用時点をパゾパニブ錠と同時に，寝る前服用に変更することを提案させていただきます」

　それに対して他医院の医師の返答は，

　「患者には潰瘍歴があり，高齢者は NSAIDs 潰瘍のリスクが高い[2]ので PPI

を併用したい．PPI の用法を寝る前に変更します」

このようにもともと，医療機関同士での情報共有が不十分，または，共有されていたとしても，相互作用の重要性に気付き，両者の処方意図を確認してマネジメントできるのは薬剤師だといえると思います❶．

今後，デジタルトランスフォーメーションが進んで重複投薬・併用禁忌をチェックできる仕組みや，他医療機関からの処方内容を共有できたとしても患者を囲む複数の医師の処方意図の落としどころを，患者の益となるように薬剤師の介在なしでできるようになるのは，よほど未来のことではないでしょうか．

■ 文献

1) グラクソ・スミスクライン. ヴォトリエント錠に関する資料.
2) 日本消化器病学会, 編. 消化性潰瘍診療ガイドライン 2020（改訂第 3 版）. 南江堂; 2020.

［小笠原まりあ］

編者コメント ❶ パゾパニブと PPI の併用で，生存期間が短くなることを示唆した方法論的妥当性の高い研究は限られている（Bachelard CM, et al. 2022; PMID: 36230642）. しかし，両剤は添付文書上「併用注意」に該当し，薬力学的相互作用のメカニズムも明らかである. そのため，PPI との併用で，パゾパニブの有効性に対する不確実性は高まる. 薬効に対する不確実性の程度と，疑義をすべきか否かの判断は，薬剤師の臨床経験によっても異なるかもしれない. しかし，本ケースではパゾパニブの適応疾患を考慮すれば，疑義照会がなされることの方が多いだろう.

12 服用開始時点が明記されていない場合

事例処方箋の提示

48歳　男性

Rp.1
【般】ラベプラゾール錠 10mg　　　　　　　　1回1錠（1日1錠）
【般】クラリスロマイシン錠 200mg　　　　　　1回1錠（1日2錠）
【般】アモキシシリンカプセル 250mg　　　　　1回3Cap（1日6Cap）
　　　　　　　　　　　　　　　　　　　　　　1日2回　朝・夕食後　7日分

Rp.2
【般】ラベプラゾール錠 10mg　　　　　　　　1回1錠（1日1錠）
　　　　　　　　　　　　　　　　　　　　　　1日1回　朝食後　21日分

　　　　　　　　　　　　以下余白

※今回の受診理由を確認すると「胃が痛くて受診した．胃カメラをしたら胃潰瘍まで行かないけれど，炎症は起こしているってさ．ついでにピロリ菌がいるか検査をしたら"いますね"って言われちゃった．まいったよ」と返答が得られました．
　薬歴を参照する限り，これまでにプロトンポンプ阻害薬（PPI）服用の記録はありません．念のため患者さんにも確認しましたが，これまでに「胃酸を抑えるお薬を飲んだことはありません」と返答がありました．服薬指導を開始すると，Rp.2のラベプラゾール錠をいつから飲み始めるのか理解できていない様子です．「ひとまず，胃の調子が悪くて受診したし，一緒に飲めばよいですよね？」と質問されてしまい，返答に詰まってしまいました．

事例処方箋の問題点

　胃炎を起こしている患者のピロリ菌除菌の処方箋です．一見して，処方Rp.の順に服用すれば良いと感じます．しかし，当該患者さんはRp.1とRp.2のラベプラゾールを並行して服用するのではないか？と思っておられます．また，仮に患者さんが服用方法を聞いていたとしても，処方箋に具体的な服用スケジュールの記載がないため，**図1**のように4通りの服用方法が考えられてし

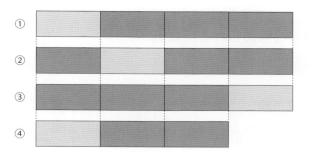

□ 除菌治療服用期間 (3 剤併用)

■ 胃炎治療期間 (ラベプラゾール服用)

図1 **胃炎治療と除菌治療は，どんなスケジューリングなのか？**

まうため疑義照会を回避できません❶．

① Rp.1 服用によりピロリ菌を除菌し，服用終了後に Rp.2 を服用開始する．
② Rp.2 を短期間服用し，胃炎が収まってきたら服用を中断し，Rp.1 を服用開始してピロリ菌除菌をする．その後，あらためて Rp.2 を再開する．
③ Rp.2 を服用終了して胃炎が収まった時期に，Rp.1 を服用開始する．
④ Rp.1 と Rp.2 を並行して服用する．

編者コメント ❶薬剤師が把握すべき処方薬の用法用量は，患者からの情報聴取では客観性に欠ける．そのため，服用方法について疑義が生じた場合は，必ず処方医へ照会をすることになる．

保険適用上，妥当と考えられる記載例

48歳　男性

Rp.1
【般】ラベプラゾール錠 10mg　　　　　　　1回1錠（1日1錠）
【般】クラリスロマイシン錠 200mg　　　　1回1錠（1日2錠）
【般】アモキシシリンカプセル 250mg　　　1回3Cap（1日6Cap）
　　　　　　　　　　　　　　　　　　　　　1日2回　朝・夕食後　　7日分
Rp.2
【般】ラベプラゾール錠 10mg　　　　　　　1回1錠（1日1錠）
　　　　　　　　　　　　　　　　　　　　　1日1回　朝食後　　21日分
　　　　　　　　　　以下余白
備考：Rp.1 服用終了後に Rp.2 を服用開始するよう指導してください．

解説

　この処方における医師の処方意図は，ピロリ菌の除菌を優先して行ったのち，ラベプラゾールを服用して胃炎の治療をすると疑義照会により判明しました．

　こうした場合には，上記の備考欄記載のように Rp.1 と Rp.2 の服用開始時点を明確にしておくことにより，薬剤師の服薬指導によって患者さんが改めて薬の飲み方を理解する機会を作り出すことができると考えます．仮に電話で回答がすぐに得られる状況だとしても，薬の受け取りまでの待ち時間に加え，服薬指導時点でさらに待ち時間が生じることは患者さんの負担が少なくありません．待ち時間にしびれを切らし「何でもいいから早く薬を渡せ！」と感情的になるケースもあります．こうなった場合に Rp.1 と Rp.2 の服用スケジュールを確認することや，抗菌薬の服用により下痢が生じた場合の対処法の説明など，治療に重要な情報提供がおざなりに行われてしまい，患者さんも冷静に聞いて理解することができなくなってしまいます．

　正しく処方意図を薬剤師が受け取るだけでなく，患者さんがしっかりと理解できるように指導する時間を有効的に使えるよう，備考欄への記載は非常に有意義なものと考えます．

［神田佳典］

JCOPY 498-12018

13 抗菌薬点滴注射の共有がされておらず あわや同日に内服薬との重複が実施された例

事例処方箋の提示

● 80歳　男性

Rp.1　【般】レボフロキサシン口腔内崩壊錠250mg　1錠
　　　　　　　　　　　　　　　　　1日1回　朝食後　　5日分
＊今日中に対応してください.
　　　　　　　　　以下余白

※薬剤服用歴および介護者からの聞き取りによれば，処方当日にセフトリアキソン点滴静注を実施していた．レボフロキサシンの内服開始日が明確になっておらず，疑義照会したところ明日からでいいと返答.

事例処方箋の問題点

　在宅訪問対象患者では，日常的にみる緊急訪問を指示する感染症対応の処方箋です．今日中対応が必要である旨は処方コメントとして記載があり，薬局としては迅速対応のための準備を進めるきっかけとなります．しかしながら，処方箋のみでは判断が困難な要素が2点あるので列挙します.

① レボフロキサシンはどのタイミングで服用させればよいのかがわかりにくいのです.
② 注射抗菌薬の情報が聞き取り漏れてしまった場合，医師の指示とは異なる抗菌薬重複投与のリスクがあります.

　処方箋を受け取ったタイミングが午前中なのか午後のどの時間帯になるかで服用開始日や時間帯をどこに定めればよいのかが迷うことになります．また，受け取りタイミングが午後の場合，レボフロキサシンは届き次第内服させた方がよいのか，翌日朝からの服用でよいのか迷う内容となります.
　さらには，今回の聞き取りで診療当日にセフトリアキソン点滴静注の指示を

確認ができているゆえに，重複投与を避けられていますが，聞き取りがない，あるいは，その旨の伝達がなされなかった場合にレボフロキサシンが届き次第の内服となってしまう可能性があります．そうなると，医師の指示とは異なる重複投与となってしまう可能性が高いです．重複投与に伴う影響としては，両剤が広域抗菌薬同士であることから，腸内細菌叢へのダメージは，抗菌薬の単独投与に比べて併用投与で大きくなる可能性が予測されます．臨床現場において併用を必要とするシチュエーションもあると思われますが，治療負担になってしまうことは否めません❶．

保険適用上，妥当と考えられる記載例

● 80歳　男性

Rp.1 【般】レボフロキサシン口腔内崩壊錠250mg　1錠
　　　　　　　　　　　　　　　　1日1回　朝食後　　5日分
＊尿路感染症．本日，セフトリアキソン点滴静注を実施．明日の朝から内服
　できるように対応をお願いします．
　　　　　　　　　　　　以下余白

解説

　処方コメントあるいは備考欄にフリーコメント「○/○（点滴日）にセフトリアキソン静注を実施．翌日朝よりレボフロキサシン内服」と指示を記載することで改善することができます．開始日が明確になりますので，薬局側もいつまでに対応すればよいかスケジュール管理もしやすいです❷．外来窓口対応や服薬指導においても，本日は点滴で抗生物質を実施していますので，明日から内服の抗菌薬に切り替わることを説明するための十分な根拠情報となります．
また，保険薬局では，医療機関のカルテを閲覧することができません．そこで，受け付けた処方箋から患者状態の推察が必要となります．今回の事例のように

---

❶薬剤耐性菌の発現リスクへの配慮から両剤を併用するケースもあるかもしれない（Majhi A, et al. 2014; PMID: 24957840 / Flatz Z, et al. 2004; PMID: 14729741）．しかし，調剤を担当する薬剤師からすれば，併用投与なのか，単独投与なのか，明確に判別できないことには変わりない．
❷仮にセフトリアキソンとレボフロキサシンを併用する場合においても，レボフロキサシンの服薬タイミングが明記されていない場合，調剤を担当する薬剤師の状況によっては疑義が生じることもある．患者からの聞き取りによって，投与スケジュールが判明しても，その情報が真に正しいかどうかの合理的な根拠はなく，また現行の薬剤師法の規定上，処方医に照会することが妥当であろう．

広域抗菌薬の処方では推測されることが非常に多く挙がります．尿路感染症と感染臓器がイメージできますと，薬剤師として，それに伴う想定起炎菌などの推測から抗菌薬選択の妥当性の評価や治療効果をモニタリングする上での情報を捉えやすくなります．医療機関⇔薬局間の診療情報共有を行うツールの一つとして，処方箋コメントや備考欄を活用するのもいかがでしょうか．

［鈴木邦彦］

14 漸増（漸減）の指示が記載されていない場合

事例処方箋の提示

● 80歳　男性

Rp.1　【般】メマンチン塩酸塩口腔内崩壊錠 5mg　1回1錠
　　　　　　　　　　　　　　　　　　　　1日1回　　夕食後　　7日分
Rp.2　【般】メマンチン塩酸塩口腔内崩壊錠 5mg　1回2錠
　　　　　　　　　　　　　　　　　　　　1日1回　　夕食後　　7日分

以下余白

※易怒性が現れるようになり，受診の際に家族が相談してメマンチンが追加されました．少ない量から徐々に薬を強くすると説明があったようです．

事例処方箋の問題点

　　食欲低下をきっかけに数年ぶりに精神科を受診し，画像検査で脳萎縮が確認され，リバスチグミンテープ 9mg を開始した患者さんです．食欲がやや改善したものの，開始2カ月目から易怒性が見られるようになり，メマンチンが追加されました．

　　アルツハイマー型認知症治療薬は，保険診療上，低用量から開始して副作用に注意しながら増量することになっています．

　　薬剤師が今回の処方箋を一目見れば，メマンチンの漸増処方だと判断できます．しかし，処方箋に記載される薬剤は，通常，同時に服薬開始すると想定されます．よって，同じ薬剤が並列して記載されていたとしても，何らかの注釈がないと，同時に飲み始めてよいと解釈できてしまいます．また，診察の際に口頭で患者に説明を行ったとしても，用法用量の記載だけでは，漸増療法という治療意図が処方箋上に正しく反映されません．よって，疑義照会を行うことになります．

JCOPY 498-12018

表1　アルツハイマー型認知症治療薬

薬剤	ドネペジル	ガランタミン	リバスチグミン	メマンチン
構造式の分類	ピペリジン系	アルカロイド系	カルバメート系	アダマンタン誘導体
作用機序	AChE 阻害	AChE 阻害 nAChR アロステリック増強作用	AChE 阻害 /BuChE 阻害	NMDA 受容体拮抗
適用	①軽〜中等度 5mg ②重度 10mg	軽〜中等度 16mg, 症状に応じて 24mg	軽〜中等度 18mg	中等度〜重度 20mg
用量	① 3mg（2 週間） → 5mg に増量 ② 5mg（4 週間以上経過後）→ 10mg	1 日 8mg（4 週間） → 1 日 16mg（4 週間）→ 1 日 24mg	① 4.5mg（4 週間） → 9mg（4 週間） → 13.5mg（4 週間） → 18mg ②副作用の発現を考慮し，本剤の忍容性が良好と考えられる場合は 9mg（4 週間）→ 18mg	① 5mg（1 週間） → 10mg（1 週間） → 15mg（1 週間） → 20mg
用法	1 日 1 回	1 日 2 回	1 日 1 回，パッチ剤	1 日 1 回
半減期（時間）	70〜80	5〜7	3.4	60〜80
最高濃度到達時間	3〜5	0.5〜1	8	1〜7
代謝	肝臓 CYP3A4，2D6	肝臓 CYP2D6，3A4	CYP による代謝はわずか	腎排泄

（日本神経学会, 監修. 認知症診療ガイドライン 2017 と各薬剤添付文書を参照の上，筆者作成）

保険適用上，妥当と考えられる記載例

● 80 歳　男性

Rp.1　【般】メマンチン塩酸塩口腔内崩壊錠 5mg　1 回 1 錠
　　　　　　　　　　　　　　　　　　　1 日 1 回　　夕食後　7 日分
Rp.2　【般】メマンチン塩酸塩口腔内崩壊錠 5mg　1 回 2 錠
　　　　　　　　　　　　　　　　　　　1 日 1 回　　夕食後　7 日分
（コメント追記）Rp.1 を飲んでから Rp.2 を服用（漸増）

以下余白

解説

　Rp.1 を飲んでから Rp.2 を服用，とコメントを追記していただくことで，初めの1週間は1錠ずつ，その次は2錠ずつ服用するという処方意図を，患者さんに渡す薬剤情報・薬袋に正確に反映することができるようになりました．

　独立行政法人医薬品医療機器総合機構（PMDA）ウェブサイトの医療用医薬品情報検索を利用して，添付文書の用法用量の項目に「初期用量」と記載されている医薬品を検索すると，110件がヒットしました．同様に「維持量」で検索を行うと，498件ヒットしました（2022年12月現在，同一成分薬が重複した状態の検索結果です）．

　アルツハイマー型認知症治療薬以外にも，初期用量から維持量まで少しずつ増量する薬剤は多数あります．また，突発性難聴などの疾患に処方されるプレドニゾロンや，ベンゾジアゼピン系睡眠薬を他の系統の薬剤にスイッチする際など，少しずつ減量する薬剤もあります．用量が変わるタイミング毎に患者が受診できれば理想的かもしれませんが，現実的ではありません．よって，本事例のように，漸増・漸減の対象となる薬剤を処方箋にまとめて記載する場面が多々あると思います．形式的な疑義照会を防ぐのはもちろんのこと，患者さんに正確に処方意図を伝えるためにも，コメント追記を活用していただけたら幸いです❶．

　　　　　　　　　　　　　　　　　　　　　　　　　　　　　　［畠　玲子］

---

❶本ケースの漸増意図は，処方医の立場からすれば明確であり，薬剤師からの疑義照会を煩わしく感じる場面は多いと思う．しかし，多様な処方解釈が可能となってしまう時点で形式的な疑義が発生する点に留意したい．例えば，アムロジピンには添付文書上，漸増の用法用量は規定されていないが，
　　Rp.1 アムロジピン 2.5mg　　1錠　分1　朝食後
　　Rp.2 アムロジピン 5mg　　　1錠　分1　朝食後
と記載された処方箋の場合，アムロジピンを 7.5mg で服用する意図なのか，それとも Rp.1 を服用後に Rp.2 を服用する漸増意図なのか，調剤を担当する薬剤師にとって処方医の意図を判別することは難しい．同じ薬剤を同一処方箋に記載する際には，漸増，漸減，併用等，処方意図を明確にすることで形式的な疑義照会の回避が可能である．

JCOPY 498-12018

15 増量指示が不明確で, 用法用量が判別できない場合

事例処方箋の提示

● 70歳 男性

Rp.1 【般】アムロジピン口腔内崩壊錠 5mg
1日1回 朝食後 14日分
Rp.2 【般】アムロジピン口腔内崩壊錠 2.5mg
1日1回 朝食後 14日分

以下余白

※処方箋情報では, 計7.5mg/日のアムロジピンを内服する指示と受け取れます.
しかしながら, 実際は, 現行で2.5mgのアムロジピンを内服しており, 5mgに
増量するための調節処方(手持ちのアムロジピン2.5mgに増量対応分14日分,
2.5mg 2錠として内服. その後, 5mg 1錠へ切り替えの指示)でした.

事例処方箋の問題点

　医師の処方意図としては, 高血圧の治療コントロールのために現行のアムロ
ジピン錠2.5mgから5mgへの増量です. しかしながら, 処方箋のみでは, 処方
日数も同日数ですので, アムロジピンの1日量として受け取れます(コロナ禍
において, 残薬が十分ないことによる受診頻度の増加や罹患時に受診できない
ことによる残薬切れなどの問題もありますので, 2週間程度残薬を増やす調整
を実施する医療機関もあります). 本来ですと, 処方箋受付や服薬指導時に薬剤
師からの聴取で患者側から医師の処方意図について増量の話があったかどうか
などを確認することで疑問が解消されます.

　薬剤師としては, 処方箋以外の情報としてお薬手帳や薬歴から前回量との比
較や次回受診日の確認から処方箋の用量に疑問を感じる契機にはなります. し
かしながら, 本事例の場合ですと, 増量対応分の処方日数も同じですので, 薬
剤師側の思考として処方通りにアムロジピン7.5mg/日の指示と受け取り対応
する可能性もあります. また, 患者側の理解が十分にないこともあり, 増量と

いうキーワードで話をしたときに具体的に何 mg の増量かがわかりくいです. 具体的には, 7.5mg/ 日の増量ですかとの問いに「yes」と回答する可能性があります. 薬剤師の情報聴取と予測力および患者の理解力が重要なポイントとなりますが, 薬剤師と患者に思い込みが生じて, アムロジピン 7.5mg/ 日の服薬指導がなされた場合に指示量の 1.5 倍用量となってしまいます. そして, そのまま服用を続けた場合に過度な降圧の影響から, ふらつきや転倒に繋がり, 患者の思わぬ不利益に繋がりかねません❶.

保険適用上, 妥当と考えられる記載例

●70歳 男性

Rp.1 【般】アムロジピン口腔内崩壊錠 5mg
　　　　　　　　　　　　　　1 日 1 回　朝食後　14 日分
Rp.2 【般】アムロジピン口腔内崩壊錠 2.5mg
　　　　　　　　　　　　　　1 日 1 回　朝食後　14 日分
※ Rp.2 は, 手持ちのアムロジピン 2.5mg に合わせて 2 錠 / 日（5mg/ 日）
　で服薬する増量対応分. Rp.2 がなくなり次第, Rp.1 のアムロジピン 5mg
　錠に切り替え.
　　　　　　　　　　　　以下余白

解説

　この事例においてもフリーコメントや備考欄をご活用いただき,「Rp.2 は, 手持ちのアムロジピン 2.5mg に合わせて 2 錠 / 日で服薬. なくなり次第, 5mg 錠に切り替え.」などの指示コメントがありますと指示量が明確となります. 薬剤師側も, 5mg/ 日の指示なのか 7.5mg/ 日の指示なのかの疑問も解消されます. 薬剤師はお薬手帳や薬歴の確認などから処方意図を忠実に再現できるように準備をしますが, 患者がお薬手帳を忘れたり, 普段とは異なる薬局を利用する可能性もありますので, このコメント活用が有用と考えます. 本事例においては, 残薬を活用する用量指示変更の処方箋でありますが, 理解力が乏しい患者や自己管理能力が十分にない場合においては, 残薬を利用せず, 今回処方箋で服用

---

❶患者からの聞き取りによる情報収集で疑義が解消されるケースは必ずしも多くない. また, 情報の客観性も担保されず, 臨床上, 重大な有害事象リスクが懸念されると判断された場合は, 処方医に照会することになる. 疑義照会の多くは処方医と薬剤師の情報の非対称性によって生じている. 処方箋の備考欄に処方意図に関する情報を開示するだけで, 不要・不急の疑義照会が減少し, 両者の業務効率も向上するものと思われる.

量を切り直す方法も検討いただきたいです．具体的には，「アムロジピン5mg 1錠　朝食後　28日分」で処方箋を発行し，フリーコメントや備考欄に，「残薬のアムロジピン2.5mgは使わない．明日より5mgを服用してください．」と指示コメントを入れる方法があります．なお，処方コメントをフリーコメントや備考欄を活用する場合ですが，次回処方にも反映されてしまうレセプトコンピュータが多いのでコメントの消し忘れには注意していただきたいです．このコメントの消し忘れも指示と異なる疑義照会の対象となってしまいます．

〔鈴木邦彦〕

16 降圧薬が配合剤へ変更された場合

事例処方箋

● 62歳　男性

前回処方
Rp.1 【般】アムロジピン口腔内崩壊錠 5mg　1回1錠　（1日1錠）
　　　　　　　　　　　　　　　　　　1日1回　夕食後　　14日分
　　　　以下余白

- -

今回の処方
Rp.1　レザルタス®配合錠 HD　1回1錠（1日1錠）
　　　　　　　　　　　　　　　　　1日1回　夕食後　　14日分
　　　　以下余白

※処方受付時に受け取った処方箋をみてみると，オルメサルタンメドキソミル 20mg/アゼルニジピン 16mg 配合錠が処方されていますが，これはアムロジピンを含みません．なお，血圧測定の結果用紙には血圧：147/90，脈拍：92 と記録されていました．

事例処方箋の問題点

　患者さんの話と，血圧測定記録の結果から，医師は血圧と脈拍数を下げることを意図して処方変更したことが予想されます．ちなみに，前回処方のアムロジピン 5mg とナルメサルタンメドキソミル 20mg/アゼルニジピン 16mg 配合錠に含まれるアゼルニジピン 16mg の降圧効果が等価であることもご存じでしょう．参考までに資料を記しておきます．

> 　軽症・中等症本態性高血圧症患者 46 例を対象に，本薬による夜間血圧推移を含めた 24 時間の血圧推移を明らかにすることを目的に，アムロジピンを対照薬として二重盲検無作為化試験が追加実施された．本薬 16mg/日又は対照薬 5mg/日を 1 日 1 回朝食後に 6 週間経口投与し，投与開始前（観察期）及び投与終了時に ABPM が行われた．

> （中略）
>
> 本薬群と対照薬群の降圧度を比較すると，24 時間血圧平均値，並びに昼間及び夜間血圧平均値のいずれにおいても両群間に有意な差は認められず，本薬とアムロジピンは同程度の降圧作用を示すものと考察された．投与終了時における脈拍数平均値は，24 時間，並びに昼間及び夜間いずれも，本薬群では観察期に比較して有意な変化は認められなかったが，対照薬群では観察期に比べて，いずれにおいても脈拍数の有意な増加が認められた．

（カルブロック®承認審査資料（衛研発第 3253 号平成 14 年 8 月 13 日））

このように，アムロジピンをアゼルニジピンに変更した上で，さらにオルメサルタンを上乗せして降圧効果を高めようとする意図は非常に合理的です．

しかしながら，この処方においてはレセプト請求上，どうしても疑義照会にて確認せざるを得ない点が存在します．レザルタス®（オルメサルタン メドキソミル・アゼルニジピン）配合錠の添付文書を参照してみましょう．

> 原則として，オルメサルタン メドキソミル及びアゼルニジピンを併用している場合，あるいはいずれか一方を使用し血圧コントロールが不十分な場合に，本剤への切り替えを検討すること．

（レザルタス®配合錠 添付文書）

このように，レザルタス®配合錠を処方する前には，原則としてオルメサルタンもしくはアゼルニジピン（両剤を併用含む）を使用している必要があるわけです．

保険適用上，妥当と考えられる記載例

●62 歳　男性

Rp.1　レザルタス®配合錠 HD　1 回 1 錠（1 日 1 錠）
　　　　　　　　　　　　　　　　　1 日 1 回　夕食後　　14 日分
　　　　　　以下余白
備考: 血圧および脈拍数コントロールと服用の簡便さから，アムロジピンではなくアゼルニジピンを含むレザルタス®配合錠が適当と認め処方している．

解説

　今回の例に類似する疑義照会は，臨床においてしばしば目にします．ほとんどの場合，医師の判断は薬剤の特性と，患者さんの服用継続に当たっての負担を軽減することを加味したうえで行われています．しかし"原則として配合剤に含まれる成分を使用した上で変更すること"という文言に対する医師の意図が明記されておらず，保険請求上の理由から疑義照会が回避できません．よって，記載例のような一文が存在することで薬局の窓口対応もスムーズに行われるものと考えます．

　とはいえ，本件のように血圧や脈拍数のデータが存在しない場合においては，Ca拮抗薬の成分変更に対する理由の確認で疑義照会する必要は残ってしまいます❶．診察時の血圧や脈拍数の記録もお薬手帳などを利用して情報共有できていることも疑義照会を減らすのに一役を担うこともあります．ぜひとも診察時にお薬手帳の利用をお願いしたいと思います．

[神田佳典]

❶アムロジピンと各種アンジオテンシン受容体拮抗の配合剤が存在する以上，単に服薬アドヒアランスの問題だけが懸念されるのであれば，あえてレザルタス®（アゼルニジピンとオルメサルタン メドキソミル）の配合錠を選ぶ理由は少ないだろう．この場合，状況によっては薬剤変更に関わる処方箋オーダーミスと判断され，疑義照会の対象となることも想定できる．

17 前回の処方から薬剤が削除された場合

事例処方箋の提示

> ●58歳 男性
>
> Rp.1 【般】カルベジロール錠10mg　　1回1錠（1日1錠）
> 　　　　　　　　　　　　　　　　　　1日1回　朝食後　　28日分
> Rp.2 【般】ロスバスタチン錠2.5mg　　1回1錠（1日1錠）
> 　　　　　　　　　　　　　　　　　　1日1回　朝食後　　28日分
> Rp.3 【般】アスピリン腸溶錠100mg　　1回1錠（1日1錠）
> 　　　　　　　　　　　　　　　　　　1日1回　朝食後　　28日分
> Rp.3 【般】エナラプリルマレイン酸塩錠2.5mg　1回1錠（1日1錠）
> 　　　　　　　　　　　　　　　　　　1日1回　朝食後　　28日分
> 　　　　　　　　以下余白

※前回処方と比較し，シルニジピン錠10mgが減っていたため，ご本人へ確認．患者さんは「薬が一つ減ってるの？　そんな話あったかなぁ……．採血と心電図の検査をして，血圧手帳は先生に見せたよ．いつもと変わりないですねって言われたくらいしか覚えていない」とのことであった．

事例処方箋の問題点

　薬局では基本的に，医師の診療録が確認できません．そのため，患者さん，または来局された代理の方の記憶がすべての頼りとなります．患者さんの記憶とは，あいまいなことが多いものです．それは年齢によるものではなく，若い20歳代，30歳代の方であっても，診察室内で説明された内容をあまり覚えていない，という話はよくあります．また，患者さん自身が医師との会話内容を誤解，曲解されていることもあり，医師としては「きちんと説明した」と思っていても，実際に患者さんからお話を聞くと診察室内のお話があいまいだったり，処方箋の内容と食い違うことも多く，結果として疑義照会になることも少なくありません．

　今回の場合であれば，まず血圧手帳や自覚症状の変化，服薬アドヒアランスの確認などを行い，明らかに過降圧が認められていた場合は，疑義照会を行わ

ず患者さんへその旨を説明する場合もあります．しかし，上記のことが認められなかった場合，①季節柄を考慮した上で，血圧値や自覚症状に大きく変動がなくても減薬されている，②頭痛や頻脈，心電図異常などの副作用が出ていた可能性，③残薬調整のため，④医師が処方するのを忘れている可能性，などが考えられ，薬剤師として医師の治療意図を図りかねるため，疑義照会が必要となります．

　また，患者さん自身が不安に思うことで，薬局から確認してほしいと頼まれることもあります．処方意図が明らかな場合は疑義照会を行わないこともありますが，処方箋の内容と患者さんの話が一致しないようであれば，医師への確認が必要です．

保険適用上，妥当と考えられる記載例

> ●58歳　男性
>
> Rp.1　【般】カルベジロール錠 10mg　　1回1錠（1日1錠）
>   1日1回　朝食後　　　28日分
> Rp.2　【般】ロスバスタチン錠 2.5mg　　1回1錠（1日1錠）
>   1日1回　朝食後　　　28日分
> Rp.3　【般】アスピリン腸溶錠 100mg　　1回1錠（1日1錠）
>   1日1回　朝食後　　　28日分
> Rp.3　【般】エナラプリルマレイン酸塩錠 2.5mg　1回1錠（1日1錠）
>   1日1回　朝食後　　　28日分
>
> 　　　　　　　　以下余白
> 備考：○年○／○〜　シルニジピン 10 は中止
> ※備考欄以外でも，処方欄内に記載いただいてもかまいません

解説

　処方箋内のどこかに，処方内容の変更点を簡単に記載していただくことで，処方内容の変更点がわかりやすくなります❶．患者さんが診察室内の話を忘れていた，もしくは勘違いして理解されていたとしても，処方箋に記載があれば，

編者コメント　❶処方薬の中止のみならず，用量の変更や新規薬剤の追加等についても備考欄への記載があると，調剤過誤リスクの低減につながる．適時薬の処方薬剤数が多いほど，前回の処方内容との差異を，短時間で把握することが難しくなり（まるで間違い探しのような状況である），用量変更に気がつかないケースも想定できる．処方変更に関する情報を備考欄に記載することは，不要不急な疑義照会を減らすだけでなく，医療安全にも資するものである．

薬局としても疑義照会を行うことなく患者さんへ指導することが可能です．その際，いつ記載された指示か，指示された日を簡易的に記載していただけると，なおよいかと思います．

　同一の薬局を継続してご利用いただけるなら患者さんとの話もわかりやすいですが，たまたま別の薬局へ持って行った，その際にお薬手帳を持ってくるのを忘れた，ということもよくあります．代理の方が来局され，診察室内の話が詳細に確認できないことも多々あります．薬が変更されているか，Do処方であるかいかんによって指導の内容も大きく変わるため，処方内容の変更点に関しては理解しやすい形で提示していただくと，薬局としては大変ありがたいです．

　お薬手帳に記載いただいてもよいのですが，代理の方が来局された場合，お薬手帳は本人が持っているので薬局へ持参するのを忘れた，ということもよくあります．取りに行っていただける距離であれば取りに行っていただきますが，すでに帰宅していることもあったりするので，その場合はお薬手帳に記載された内容を確認することができません．薬局へ伝えたい内容に関しては，処方箋内に記載していただくことを願います．

［田丸蓉子］

18 転院に伴う処方変更の確認

事例処方箋の提示

> ●65歳 男性（リウマチ性多発性筋痛症）
>
> Rp.1 【般】プレドニゾロン錠1mg　1回1錠（1日1錠）
> 　　　　　　　　　　　　　　　1日1回　朝食後　　28日分
>
> 　　　　　以下余白

※初回来局．以前は確定診断と治療のために総合病院を受診・通院していたが，容体改善・安定のため自宅近くの開業医に逆紹介となった．
　お薬手帳を確認すると，直近までスルファメトキサゾール・トリメトプリム（バクタ®，以下，ST合剤）の定期処方も含まれていたが今回記載なし．

事例処方箋の問題点

　リウマチ性多発性筋痛症（polymyalgia rheumatica：PMR）への（典型的な）処方箋を初回来局で受け付けたものの，お薬手帳を調剤前に確認すると，併用薬であったST合剤の処方がありません．患者さんに確認してみるも「確かステロイドはこのまま続けるって言ってたような……」と，あまり参考になりそうにない（言い方は失礼ですが）回答しか得られない状況です．

　一般にプレドニゾロンなどのコルチコステロイドを使用することで，稀ではあるもののニューモシスチス肺炎を発症しうる場合があります．そのための予防策として広域抗菌薬の一つであるST合剤が処方されることは，医師も薬剤師もよく見かける光景かと思います．「バクタ®1回1錠（1日1錠）　1日1回　朝食後　週に3回（腎機能低下事例では週に2回）」という記載が典型例でしょう．

　しかし，本処方箋はPMRの治療薬のプレドニゾロン（PSL）のみです．処方箋を受け付けた薬剤師としては併用薬のST合剤の記載がなぜないのか，疑義照会をする必要があります．

薬学的に妥当と思われる記載事例

● 65歳　男性（リウマチ性多発性筋痛症）

Rp.1【般】プレドニゾロン錠1mg　1回1錠（1日1錠）
　　　　　　　　　　　　　　　　　　1日1回　朝食後　　28日分
　　　　　　　　　以下余白
フリーコメントもしくは備考：
ST合剤は予防投与の必要性がなくなったため今回より処方中止

解説

　処方医に疑義照会を行ったところ，「治療初期はPSLを20mg/日で1カ月以上服用したこともあり，ST合剤の投与もそこから開始になっていたんですが，体調がよくなりPSLも順次漸減して数カ月経過し，今も1mg/日で症状コントロールできているので，もう予防も不要と思って今回から中止にしました」と回答をいただきました．非常に丁寧に回答してくださったのはよいことだったのですが，それでは疑義照会が来なくなる処方箋の書き方としてどんな方法が考えられるのでしょうか．

　あくまで一つの提案でありこれが正解！　とは言い切れないですが，ここは処方箋備考欄もしくはフリーコメントを使ってほしいなと薬剤師の自分は思います❶．薬剤名や用法用量の他に，なぜ今回の処方はこうなっているのか，ひと言でもいただけると，薬剤師としてはそれまでの治療経過や処方意図を推察・理解できる一助となります．本事例は処方医のみにひと手間をいただいてしまい，大変心苦しいところではあるのですが，形式的な（つまり非効率な）疑義照会こそ一つでも減らすというマインドを，薬剤師だけでなく医師とも共有したいところです．

[山本雅洋]

---

❶処方医からすれば，薬局では指示通り調剤をしてもらえばよい，との認識はあるかもしれない．しかし，調剤を担当する薬剤師からすれば，ST合剤の処方忘れなのか，病状判断で中止になったのか，その判別は困難である．本事例では患者がお薬手帳を持参していなければ，前医でST合剤が処方されていたことさえ薬剤師には知る由もない．このように，医師と薬剤師の間には圧倒的な情報の非対称性が存在する．過去の処方歴のすべてを処方箋備考欄に記載することは現実的ではない．しかし，不要不急の疑義照会を減らすためにも情報の非対称性を少しでも緩和することが肝要である．

19 臨時増量・減量後の変更前処方に戻った場合

事例処方箋の提示

| 72歳　男性（高血圧，脂質異常症） |

Rp.1　ナトリックス®錠 2mg　1回1錠（1日1錠）
　　　　　　　　　　　　　　　1日1回　朝食後　　28日分
Rp.2　【般】アムロジピン錠 5mg　1回1錠（1日1錠）
　　　　　　　　　　　　　　　1日1回　朝食後　　28日分
Rp.4　【般】ピタバスタチン錠 2mg　1回1錠（1日1錠）
　　　　　　　　　　　　　　　1日1回　朝食後　　28日分
全 Rp.　一包化

以下余白

注：直近に臨時処方で

Rp.【般】スピロノラクトン錠 25mg　1回1錠（1日1錠）
　　　　　　　　　　　　　1日1回　朝食後　　17日分
　　（次回受診までの追加処方）の処方・調剤歴あり

※薬剤服用歴によれば，「先月の血液検査の結果，カリウムが下がっているので申し訳ないが受診して欲しい」と処方元から連絡あり臨時受診・追加調剤となったとのこと．幸い自覚する症状はなかったが，自宅での血圧測定の直近1カ月平均が 145/90mmHg とコントロール不良であったため，降圧利尿剤かつ血清カリウム値の上昇（この場合は改善）も期待できるスピロノラクトンが追加処方となっていました．

事例処方箋の問題点

　　降圧利尿薬であるインダパミドを常用量で服用するも，血圧コントロールはやや不良のまま1カ月が経過．採血による検査の結果，血清カリウム値が 3.3 mEq/L と下限値を下回っていたため，血圧およびカリウム値の適正化を目的としてスピロノラクトンが追加処方されていました．

　　ところが，事例にもあるように今回受け付けた処方箋の記載内容はそれまでの定期処方のみです．上記の治療歴・変遷を経ている状況では，①追加処方の

スピロノラクトンを服用するも，何らかの体調変化（特にネガティブな）を経験したため，今回診察時に患者から処方医に中止を申し出た，②①に基づくも，新たな処方薬の追加処方漏れ，③今回からインダパミドおよびスピロノラクトンの2剤併用であるがその記載漏れ，などが考えられます．

　例えば，今回のような事例ではなく処方内容がシンプルに1薬剤のみであった場合，そもそも疑義照会をせずに調剤し，患者への服薬指導の際の聞き取りで問題点が発覚することもあるでしょう．だたし，本事例のように複数薬剤併用かつ一包化の場合はどのような問題が発生するでしょうか．せっかく薬剤を取り揃え，一包化を行い，監査業務を経て，いざ投薬というところで「薬の内容が病院での話と違うんじゃないか？／あれ？直前の薬は入っていないの？」と患者から言われる……などという事態が起こる可能性もあります．本来であればそういった調製作業を行う前に薬剤服用歴を確認し患者への聞き取りも行うべきなのでしょうが，実際にはそのすべてを法的に完璧に正しく行うことは難しいのではないかと，現場の一薬剤師としては思います．とはいえ，結果として疑義照会をせざるを得ず，場合によっては調製業務のやり直しが発生し，薬局内の業務効率は低下します（分包紙のロスにもなる）❶．当然のことながら，このまま調剤しては疾病の治療管理も上手くいかないでしょう．このような事例は肌感覚としては枚挙にいとまがなく，形式的疑義照会と薬学的疑義照会の境界（はざま）とも取れるのやもしれません．

❶一包化調剤は，服用時期が同じ薬や1回に何種類かの錠剤を服用する場合などに，それらをまとめて1袋にすることで患者の服薬負担を軽減する調剤手法である．原則，服用時点が同じすべての薬剤を1包にまとめる必要があり，調剤後に疑義照会等で薬剤の追加処方もしくは変更がなされた場合には，分包しなおす必要が生じる．業務の非効率に加え，分包時における調剤過誤のリスクを高める．

調剤業務の都合上，適切と思われる記載事例

---

72 歳　男性（高血圧，脂質異常症）

Rp.1　ナトリックス®錠 2mg 1 回 1 錠（1 日 1 錠）
　　　　　　　　　　　　　　　　　　1 日 1 回　　朝食後　　28 日分
Rp.2　【般】アムロジピン錠 5mg 1 回 1 錠（1 日 1 錠）
　　　　　　　　　　　　　　　　　　1 日 1 回　　朝食後　　28 日分
Rp.4　【般】ピタバスタチン錠 2mg 1 回 1 錠（1 日 1 錠）
　　　　　　　　　　　　　　　　　　1 日 1 回　　朝食後　　28 日分
Rp.5　【般】スピロノラクトン錠 25mg 1 回 1 錠（1 日 1 錠）
　　　　　　　　　　　　　　　　　　1 日 1 回　　朝食後　　28 日分

全 Rp.　一包化

以下余白

解説

　調製前に患者さんに確認を行ったところ，「特に問題なく飲めたのでこのまま継続しましょうと医師から言われた」という内容が聞き取れました．よってスピロノラクトンを定期処方に追加して服用継続という医師の処方意図と処方内容に整合性がとれるようになっております．

　本事例はともすると「処方医の単なるミスではないか」ととれるやもしれません．確かにそうかもしれませんが，それでも疑義照会によって薬局・処方元ともに業務効率は低下してしまいます．それではどのような工夫を行うことで本事例のような疑義照会を防ぐことができるのでしょうか？

　薬局の対策として，「調剤後のフォロー」を行うとよいと筆者は思います．事前に患者の同意を得る必要はありますが，臨時処方が出た場合に「お薬がきちんと効いているか / 安全に飲めているか後日確認させてください」と投薬時に一言声がけを行ってほしいところです．「安全に飲めている / 効いている」ことが確認できたのち，処方元にトレーシングレポートにて報告を行い，さらにその際に「次回定期処方への薬剤追加も忘れずお願いいたします」と一文を加えると良いのではないでしょうか（言葉の選び方はその時の状況や処方元との関係性によって変更してください）．

　そして処方元の病院・診療所はそういった薬局からの報告にもぜひ目を通してほしいところです．お互いにひと手間かかる工程だとは思いますが，こういったいわゆる「ひと汗行動」が業務の非効率化を未然に防ぎ，そして安全な

薬物治療への一助になるのかなと筆者は愚考しています.

　ちなみにこういったトレーシングレポートによる報告は「飲んだら調子が悪くなった / 効果が確認できなかった場合」にも有用な手法ではないかと思っています.　この場合は次回処方時に無益な薬剤が追加されるのを防止できるのではないでしょうか（もちろん緊急性のある体調変化の場合は受診勧奨の必要があることは言うまでもありません）.

[山本雅洋]

20 緑内障患者に対する抗コリン薬の処方

事例処方箋の提示

● 55歳　女性

Rp.1 【般】オキシブチニン塩酸塩貼付剤 73.5mg　　14 枚
　　　　　　　　　　1 日 1 回就寝前，1 回 1 枚下腹部に貼付

　　　以下余白

※主訴は「頻尿，尿意切迫感」．今回初めて使用する薬剤である．
　お薬手帳を確認したところ，先月から「ラタノプロスト点眼液 0.005％（キサラタン®ほか）」を使用していることが判明．患者によると緑内障と診断され，眼圧を下げる点眼薬が処方されたが，目の手術やレーザー治療を受けたことはないとのこと．

事例処方箋の問題点

　　頻尿と尿意切迫感を訴える女性に対し，経皮吸収型の過活動膀胱治療薬「オキシブチニン貼付剤（ネオキシ®テープ）」が処方されました．抗コリン薬のオキシブチニンは，膀胱の異常な収縮を抑制し，尿を溜める機能を改善することで頻尿や尿意切迫感などの症状を緩和します．

　　一方，抗コリン薬は瞳孔括約筋を弛緩させ，散瞳を生じることが知られています．散瞳による瞳孔ブロックにより，隅角の閉塞を引き起こして眼圧が上昇するおそれがあるため，抗コリン作用を有するオキシブチニン貼付剤は「閉塞隅角緑内障に禁忌」とされています．緑内障は「開放隅角緑内障」と「閉塞隅角緑内障」に大別されますが，抗コリン作用により眼圧の上昇を起こしうるのは「閉塞隅角緑内障」です．開放隅角であれば通常は眼圧上昇をきたさないということで，「緑内障に禁忌」と記載された従来の抗コリン薬（ブチルスコポラミン臭化物など）は 2019 年に添付文書の見直しが検討され，「閉塞隅角緑内障に禁忌」に改訂されました[1]．

　　この患者さんは眼科医から緑内障と診断され，眼圧を下げる効果のあるラタ

ノプロスト点眼液を先月から使用しています．しかし，眼科の処方内容からは患者さんの隅角の情報は得られません．緑内障の患者さんは「眼圧が高い」あるいは「緑内障である」ということはわかっていても，緑内障の病型については把握していないことが多く，この患者さんからも「眼科検診で緑内障と診断され，眼圧を下げる点眼薬を処方された」という情報しか得られませんでした．

日本人の緑内障の多くは開放隅角緑内障といわれており，閉塞隅角緑内障であったとしても，レーザー虹彩切開術などにより（白内障を併発している場合には白内障手術を行う場合もあります），房水流出経路を確保することで急性緑内障発作を防ぐ対策をとるのが一般的です．したがって，緑内障の治療を受けている患者さんで抗コリン薬の投与が問題となる症例は少ないかと思いますが，この患者さんは診断を受けてから間もないようですので，「閉塞隅角だけど現時点では未処置の段階にある（今後，処置する予定）」という可能性もあります．オキシブチニンの投与により眼圧が上昇するおそれのある閉塞隅角緑内障ではないことを確認する必要があるでしょう．

薬学的に妥当と思われる記載例

● 70 歳　女性

Rp.1 【般】オキシブチニン塩酸塩貼付剤 73.5mg　　14 枚
1 日 1 回就寝前，1 回 1 枚下腹部に貼付

以下余白

備考：開放隅角緑内障のため抗コリン薬使用可

解説

本症例では処方医が事前に眼科医に連絡をとり，「開放隅角緑内障なので抗コリン薬の使用は問題ない」ということを確認した上でオキシブチニン貼付剤を処方していたことがわかりました❶．このような場合には，上記のように禁忌に該当しないことを備考欄に記載していただけると患者さんをお待たせするこ

編者
コメント

❶処方薬剤が疾患禁忌に該当する可能性がある場合，患者からの病状聴取やお薬手帳の情報から，臨床的な問題が少ないと想定されたとしてもなお，医師の診療情報と齟齬をきたしていないかどうかの確認のため，薬学的疑義照会を実施することになる．一方，本事例のように備考欄のコメントによって合理的に疑義が解消されるケースも少なくない．むろん，コメントの内容をもってしても疑義が解消されない場合は疑義照会がなされるケースもありうる．

となくスムーズにお薬をお渡しできるかと思います．

一方で，処方医が緑内障であることを知らずに抗コリン薬を処方している事例もあります．その場合は，抗コリン薬を投与しても問題ないかどうか（「開放隅角 or 閉塞隅角」「レーザー虹彩切開術などの処置の実施」など），保険薬局から眼科医に確認をとる必要があるでしょう．

しかし，患者さんが通院している眼科の医療機関が休診で連絡がとれない場合もあります．このような状況を想定した対策の一つとして,「緑内障連絡カード」があります[2)]．患者さんの「緑内障の病型（開放隅角 or 閉塞隅角）」「緑内障禁忌薬（抗コリン薬など）の使用可否」などを眼科医が記載し，患者さんに交付することで，他科の医師や薬剤師が抗コリン薬を投与してもよいかどうかがわかる連絡ツールです．元々は広島市で導入された試みですが，日本眼科医会も同様の内容の緑内障連絡カード 図1 を作成し，全国的な普及・啓発が行われています．

緑内障の患者さんにこのカードが交付されていれば，抗コリン薬の投与可否の確認にかかる時間を短縮することもできるので，患者さんをお待たせすることなくスムーズにお薬をお渡しすることができるようになります．また，抗コリン薬の使用可否の確認の電話対応が，眼科医の診察の妨げになってしまうこともあるでしょうから，患者さんに連絡カードを交付しておくことで，双方の時間の有効活用にも繋がるでしょう．医療連携の一環として有用なツールだと思いますので，眼科のクリニックと密に連携を取っている近隣の薬局から，このようなツールがあることを紹介してみてはいかがでしょうか．

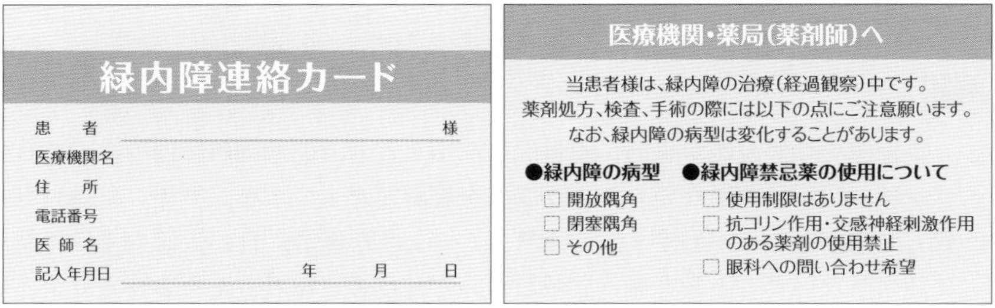
緑内障連絡カード

患者　　　　様
医療機関名
住所
電話番号
医師名
記入年月日　　年　月　日

医療機関・薬局（薬剤師）へ

当患者様は、緑内障の治療（経過観察）中です。
薬剤処方、検査、手術の際には以下の点にご注意願います。
なお、緑内障の病型は変化することがあります。

●緑内障の病型
- □ 開放隅角
- □ 閉塞隅角
- □ その他

●緑内障禁忌薬の使用について
- □ 使用制限はありません
- □ 抗コリン作用・交感神経刺激作用のある薬剤の使用禁止
- □ 眼科への問い合わせ希望

図1 緑内障連絡カード
（日本眼科医会「緑内障連絡カード」制作のご案内[2)] を参考に作成）

JCOPY 498-12018

■文献

1) 抗コリン薬の禁忌「緑内障」等の見直しについて. 医薬品・医療機器等安全性情報. No.364. 〈https://www.mhlw.go.jp/content/11120000/000529725.pdf〉
2) 徳島県薬剤師会. 日本眼科医会.「緑内障連絡カード」制作のご案内.〈https://www.tokuyaku.or.jp/nichiyaku/794-2021-02-01-16-02.html〉

［菅原鉄矢］

21 残薬調整後の処方再開漏れ

事例処方箋の提示

● 82歳　女性　（アルツハイマー型認知症，高血圧，脂質異常症）

Rp.1【般】ドネペジル塩酸塩口腔内崩壊錠 5mg　1回1錠（1日1錠）
　　　　　　　　　　　　　　　　1日1回　朝食後　　28日分

Rp.2【般】アムロジピン口腔内崩壊錠 2.5mg　1回1錠（1日1錠）
　　　　　　　　　　　　　　　　1日1回　朝食後　　28日分

注：
Rp.3【般】プラバスタチン錠 5mg　1回1錠（1日1錠）
　　　　　　　　　　　　　　　　1日1回　夕食後　　28日分
→ 前回，疑義照会にて処方削除

以下余白

事例処方箋の問題点

　　前回来局時に残薬を薬局に持参され，今までの飲み忘れが蓄積していた結果，夕食後の薬剤の処方は削除となっていた．投薬後フォローでは今のところは忘れず服用できていることは確認できていたものの，今回受け付けた処方箋でも前回疑義照会で削除した薬剤の記載がないままです❶．おそらく（確実に？）処方忘れではあるのでしょうが，やはり疑義照会によって定期処方の追加は必要となります．

編者コメント

❶本事例は紙媒体の診療録を使用している医療機関で，薬剤処方が医療事務スタッフを介して行われる場合，処方医の指示忘れというよりは，医療事務スタッフの処方入力過誤に起因する可能性もあり得る．残薬等への対応で薬剤調整がなされた際には，医療機関側も具体的な調整情報を把握し，次回処方時に定期薬の入力の誤りが発生しないよう処方医と事務方の情報共有も肝要かもしれない．いずれにせよ，多職種間での情報の非対称性は，思わぬ過誤を招き，患者の医療安全を脅かしかねないので注意が必要である．

調剤業務の都合上，適切と思われる記載事例

● 82歳　女性　（アルツハイマー型認知症，高血圧，脂質異常症）

Rp.1【般】ドネペジル塩酸塩錠口腔内崩壊錠 5mg　1回1錠（1日1錠）
　　　　　　　　　　　　　　1日1回　朝食後　　28日分
Rp.2【般】アムロジピン口腔内崩壊錠 2.5mg　1回1錠（1日1錠）
　　　　　　　　　　　　　　1日1回　朝食後　　28日分
Rp.3【般】プラバスタチン錠 5mg　1回1錠（1日1錠）
　　　　　　　　　　　　　　1日1回　夕食後　　28日分

以下余白

解説

　本処方事例そのものには，特に解説らしい解説は不要かと思います．強いて申し上げるとすれば，「本事例の発生は，残薬調整で処方を削除したり，もしくは日数変更をしてしまうことがリスク」なのではないかと筆者は思います．

　代わりに，残薬がある場合の処方箋の書き方「そのもの」について，薬剤師である自分なりの所感を綴ろうかと思います．

① まず残薬調整は薬局にすべて任せてほしい（これはただの願望です）
② 残薬調整は薬局で行い，報告も不要の旨を処方箋の備考欄に記載（よってカルテ上の訂正も不要になる）
③ 治療に支障が出るリスクを薬局で確認した場合，それが緊急性の低いものであれば，トレーシングレポートにて報告・代替案提案

　すでに一部の病院・診療所では上記の内容を実施しているところもあるでしょう．実際，筆者の母校でも①〜③に準じた内容を処方箋備考欄に記載しており，現場としてとても助かっているなと感じています．

　残薬という言葉が人の口に膾炙するようになり，残薬を少しでもなくそう・余ってしまった薬は廃棄せずに再活用しましょう，というのが習慣になってきたことは素直によいことかと筆者は思います．だからこそ（？），余った薬だけでなく時間も有効活用できるよう，薬局に仕事を一任していただけると幸いです．

［山本雅洋］

22 前立腺肥大症の患者に対する吸入抗コリン薬の処方

事例処方箋の提示

> ● 78歳　男性
>
> Rp.1【般】チオトロピウム臭化物 2.5μg レスピマット®60 吸入
>   1回2吸入　　1日1回
> Rp.2【般】カルボシステイン錠 500mg　1回1錠
>   1日3回　毎食後　　30日分
>
>   以下余白

※慢性閉塞性肺疾患（COPD）と診断され，今回からチオトロピウム臭化物 2.5μg レスピマット®60 吸入が処方となった．他科より，前立腺肥大症治療薬のタムスロシン口腔内崩壊錠 0.2mg の処方がある．

事例処方箋の問題点

　抗コリン作用を持つ内服薬は，「前立腺肥大等下部尿路に閉塞性疾患のある患者」に禁忌となっています．一方，吸入薬の抗コリン薬であるスピリーバ®（チオトロピウム臭化物）レスピマット®の添付文書にも，禁忌の項目に「前立腺肥大等による排尿障害のある患者」と記載があります．前立腺肥大症があるだけでは禁忌となっていませんが，さらに排尿障害がある場合は禁忌に該当します．

　吸入抗コリン薬の使用により，急性尿閉のリスクが高くなるのかを検討した研究が複数あります．その一つに，66歳以上の COPD 患者を対象として，尿閉を起こした患者と尿閉を起こしていない患者の吸入抗コリン薬の使用割合を調査したコホート内症例対照研究[1] があります．ここでは，急性尿閉発症前30日以内に吸入抗コリン薬を開始した場合の尿閉発症オッズ比は 1.42（95%信頼区間：1.20〜1.68）と，尿閉リスクが高くなる可能性が示唆されています．

　もともと前立腺肥大症を発症している患者に限定して解析した場合，急性尿閉発症のオッズ比は 1.81（95%信頼区間：1.46〜2.24）とさらに高くなることが

示されています. この研究によると, 前立腺肥大症患者における急性尿閉の NNH (害必要数) は 514 となっています. つまり, 前立腺肥大症を併存している患者 514 名が吸入抗コリン薬を開始すると, そのうち 1 名が急性尿閉を引き起こすという結果です. それぞれの患者背景を考慮する必要はありますが, これはリスクの程度を考える上で, 1 つの目安になるかと思います.

一方で LAMA (長時間作用型抗コリン薬) は COPD 治療の第一選択薬となっており, 治療上重要な位置づけとなっています. 目の前の患者さんに LAMA を使用することで得られるベネフィットと天秤にかけた時に, 尿閉リスクの大きさを許容できるかというところは, 判断が分かれるところかと思います.

尿閉リスクを過度に恐れて, COPD 治療のオプションを減らすことがないようにすることも重要です. しかし患者の排尿障害の程度は調剤薬局での把握が難しく, 今回の症例のような場合に念のため疑義照会を行うことがあります.

保険適用上, 妥当と考えられる記載例

● 78 歳　男性

Rp.1【般】チオトロピウム臭化物 2.5μg レスピマット® 60 吸入
　　　　　　　　　　　　　　　1 回 2 吸入　　1 日 1 回
Rp.2【般】カルボシステイン錠 500mg　1 回 1 錠
　　　　　　　　　　　　　　　1 日 3 回　毎食後　　30 日分

　　　　　　　　　以下余白
備考: 前立腺肥大症の経過は良好のため, Rp.1 使用問題なし

解説

今回の処方箋の備考欄へ, 前立腺肥大症の症状は安定していると判断した旨を記載していただくと, 前立腺肥大症があることを承知した上での処方であると確認することができます. これにより, 事例処方箋のようなパターンの疑義照会を避けることができると思われます❶.

---

❶処方されている薬剤が疾患禁忌に該当するか否かは, 病状の度合いに応じた程度の問題ともいえる. しかし, 保険薬局では病状の正確な状況を把握することは困難であり, 疾患禁忌に該当する病名を疑った段階で疑義照会せざるを得ない現実がある. その意味では, 薬学的な疑義照会というよりは形式的な疑義照会といっても良いかもしれない. 「リスク」は「ある」か「ない」かの種類の問題ではなく, 常に程度の問題であり, その程度を推し量ることが可能な情報が処方箋に記載されていることは, 医師・薬剤師の双方にとっても有益であると思われる.

　同病院の他科で前立腺肥大症治療を行っている場合は，カルテなどを用いて症状などを確認することができると思います．しかしながら，他院からの処方である場合，受診時に患者が申告したり，お薬手帳を提示したりしなければ，前立腺肥大症の治療を行っていること自体，確認が難しいと思います．調剤薬局では，医師が他院の治療内容を認識しているのか確認することが難しく，併存疾患を把握した上での処方か確認する意味でも，医師へ問い合わせを行うことがあります．

　今回の症例は LAMA（チオトロピウム）単独の製剤ですが，現在は LAMA/LABA という 2 剤の配合剤や，ICS/LAMA/LABA という 3 剤の配合剤も存在します．これらを処方いただく際にも注意が必要です．

　今日において吸入薬は多くの種類が発売されており，そのすべての成分や分類が煩雑になっています．吸入薬に関しては，分類ごとにまとまった一覧表を用意しておくとよいかと思います．

　同様に抗コリン薬を処方する上で注意が必要な場面として，閉塞隅角緑内障の患者も挙げられます．禁忌に該当する緑内障患者は限定されるため，吸入抗コリン薬を使用可能な患者であるのか確認していただき，備考欄に記載をいただけると助かります．

　他科より抗コリン薬が処方された場合は眼科の先生へ，該当患者の緑内障の種類や，抗コリン薬を使用しても大丈夫な患者であるのか問い合わせることがあるかと思います．上記のような事情がありますので，ご協力をお願いできたらと思います．緑内障の種類などをお薬手帳に記載いただくと，他科の医師が処方を決定する上でも，有益な情報になると思います．

■ 電子処方箋導入後に予想される変化

　電子処方箋を用いると，他の医療機関や調剤薬局で患者が処方・調剤された薬について，直近のデータを含む過去 3 年分のお薬のデータが参照できるようになります．これにより患者が他の医療機関で受けている治療内容を，処方されている薬剤から推測することが可能となります．他の医療機関で受けている治療内容から，患者さんの併存疾患を確認した上で処方を決定する事が可能となるかもしれません．

■ 文献
1）Stephenson A, et al. Inhaled anticholinergic drug therapy and the risk of acute urinary retention in chronic obstructive pulmonary disease: a population-based study. Arch Intern Med. 2011; 171: 914-20. PMID: 21606096

［新原博輝］

23 気管支喘息に対する 非選択性β遮断薬の処方

事例処方箋の提示

● 52歳 男性

シムビコート®タービュヘイラー®60吸入 1本
　　　　　　　　　　　　　　1日2回　　1回1吸入
(初)【般】プロプラノロール錠10mg 3錠
　　　　　　　　　　　　　　1日3回　　毎食後服用　30日分
　　　　　　　　　以下余白

事例処方箋の問題点

　同じ病院から，シムビコート®（ブデゾニド・ホルモテロールフマル酸塩）
タービュヘイラー®とプロプラノロールが処方された事例です．

　シムビコート®は気管支を拡げるβ_2刺激薬と，炎症を抑えるステロイドが配
合された吸入薬です．気管支喘息または慢性閉塞性肺疾患（COPD：慢性気管
支炎・肺気腫）に用いられます．プロプラノロールは非選択性β遮断薬であり，
高血圧・狭心症・不整脈・偏頭痛など幅広く使用される薬剤です．

　この事例の何が問題なのでしょうか．まず，プロプラノロールは気管支喘息
の患者には禁忌だということです．しかし，シムビコート®は気管支喘息の方
だけでなく，慢性気管支炎にも使用される薬剤で，どちらの病名で使用してい
るかがわかりません．つまり，禁忌かどうか判断できないのが問題といえるで
しょう．こうしたケースの場合，処方箋の用法で判断できることもあります．
通常，シムビコート®は気管支喘息の場合，1日2回，1回1吸入と用法が記載
され処方箋が発行されます．一方，慢性閉塞性肺疾患の場合には1日2回，1
回2吸入と記載されます．1回吸入量の違いで判断できるというわけです．し
かし，気管支喘息の場合，患者さんの状態によっては，維持療法として最大1
回4吸入することが可能です．そうすると，1回の吸入量だけでは判断できな

いケースも出てきます．他に，患者さんから確認して対応することもあります．
今回の事例でいえば，患者さんにシムビコート®を気管支喘息で使用している
のか，慢性気管支炎で使用しているのか，質問してみることが考えられます．
しかし，患者さん自身も，何で吸入薬を使用しているのか，処方意図を理解し
ていないケースも稀にあります．稀に，としたのは，気管支喘息の方ですと，ほ
とんどは処方意図を把握しているケースが多いからです．しかし，その患者さ
んが勘違いしているケースも考えられるため，100%信用できるか？というと，
何とも言い難いと言わざるを得ません❶．

保険適用上，妥当と考えられる記載例

●52歳 男性

シムビコート®タービュヘイラー®60吸入　1本
　　　　　　　　　　　　　　　　　1日2回　　　1回1吸入
(初)【般】プロプラノロール錠10mg　3錠
　　　　　　　　　　　　　　　　　1日3回　　　毎食後服用　30日分
　　　　　　　　　　　　以下余白
備考: この患者さんは慢性気管支炎のため，シムビコート®を処方してます．

解説

　今回のケースでいえば，処方箋の備考欄に，シムビコート®の処方意図を記
載してもらうことで対応していただきました．禁忌を避ける意味で疑義照会を
したので，薬剤師の仕事を考えると，形式的な疑義照会というよりは，薬学的
な疑義照会ともいえる事例かもしれません．薬剤師の仕事は，患者さんの薬物
療法の安全性を保つことでもあるからです．しかし，添付文書にも書かれてい
る禁忌事項でもあるため，薬剤師でなくとも，病名さえわかれば誰でも判断で
きる事例かもしれません．その意味では，形式的な疑義照会といえるでしょう．
形式的か？薬学的か？疑義照会を分ける際に，言葉上は竹を割ったように白
黒はっきりつけることができそうですが，実際はそうではありません．形式的
な要素と薬学的な要素を，両方とも含んでいるものもあります．どちらの要素
が多いのか？によって決まるといえるのだと思いますし，また，どう解釈する

---

❶処方薬剤の疾患禁忌が疑われる場合，患者から聴取された情報だけで薬学的判
　断を行うことは客観性に乏しい．そのため，医師の診療情報と適切に照合され
　なければならず，ここに疑義照会を行う動機が生じる．

かによって決まるともいえるでしょう．どちらにせよ，疑義照会の数を減らし，医師にとっても，薬剤師にとっても，業務上の負担が減ることはよいことであろうと考えます．

医師の皆様には，薬剤師が病名を把握できない状況があり，その結果，形式的な疑義照会に繋がるケースもあることを認識していただき，お手数ではありますが，備考欄に病名や処方意図を記載いただき，有効活用していただきたく存じます．

▌電子処方箋導入後に予想される変化

厚生労働省の資料をみる限りではありますが，電子処方箋には，医師が必要と判断した場合に，病名や検査値などを記載できるようになるようです．今回の事例のケースのように，1つの薬剤が，複数の疾患に使用される際には，病名を記載❷していただくことで，疑義照会に伴う，医師と薬剤師双方の負担が減るのではないでしょうか．

［町田和敏］

編者コメント ❷患者本人に病名の告知が適切でない場合もあるかもしれない．また，複数の疾病を治療中の患者では，必ずしもすべての病名を記載しなければならないわけではない．病名記載はあくまでも医師，薬剤師，双方の負担を減らし，より質の高い医療サービスの提供に資することが目的である．

24 リファンピシンの朝食後投与

事例処方箋の提示

● 55 歳 男性

Rp.1 【般】リファンピシンカプセル 150mg　1 回 3 カプセル
　　　　　　　　　　　　　　　　　（1 日 3 カプセル）
　　　【般】エタンブトール錠 250mg　1 回 3 錠（1 日 3 錠）
　　　　　　　　　　　　　　1 日 1 回　朝食後　　　　7 日分
Rp.2 【般】クラリスロマイシン錠 200mg　1 回 2 錠（1 日 4 錠）
　　　　　　　　　　　　　　1 日 2 回　朝夕食後　　　7 日分

　　　　　　　　　　　以下余白

※咳や痰の症状が続いており，総合病院の呼吸器内科で検査した結果，肺 MAC 症と診断．

事例処方箋の問題点

　肺非結核性抗酸菌症のおよそ 8 割を占めるとされる肺 MAC（*Mycobacterium avium* complex）症の患者さんに対するリファンピシン，エタンブトール，クラリスロマイシンの抗菌薬 3 剤併用療法です．肺 MAC 症に対する標準化学療法は以下の通りです[1]．

・リファンピシン　10mg/kg（600mg まで）/ 日　分 1
・エタンブトール　15mg/kg（750mg まで）/ 日　分 1
・クラリスロマイシン　600〜800mg/ 日　分 1 または分 2
　　　　　　　　　　　（800mg は分 2 とする）
※必要に応じて，ストレプトマイシンまたはカナマイシンを併用

　学会の指針[1] では服用時点（食前 or 食後）に関する記載はありませんが，リファンピシンは「原則として朝食前空腹時投与」と添付文書に記載されていま

す．添付文書やインタビューフォームには，原則として食前空腹時投与とする理由や，食後投与と空腹時投与の血中濃度の比較データなどに関する記述はありませんが（2022年12月時点の最新の文書で確認），食後投与だと吸収が低下する可能性が指摘されています[2]．一方で，リファンピシンの先発品であるリファジン®の製造販売元のウェブサイトの製品ページの「よくある質問」に「リファジン®は原則として朝食前空腹時投与の薬剤ですが，医師のご判断のもと食後に投与することは可能です」との記載があります[3]．その根拠として，「食前服薬が血中濃度の上昇がよいが，食後投与でも許容できる」という「結核診療ガイド」の記載[4]と，「胃腸障害のある場合は朝食後に服用させる」という『結核症の基礎知識（改訂第5版）』の記載[5]が参考として紹介されています．医師の判断で食後投与とする場合もあるようですが，添付文書に「原則として朝食前空腹時」と記載されている以上，保険薬局としては食後投与とした理由を確認しておきたいところです．

保険適用上，妥当と考えられる記載例

● 55歳　男性

Rp.1【般】リファンピシンカプセル150mg　1回3カプセル
　　　　　　　　　　　　　　　　　　　　　（1日3カプセル）
　　　【般】エタンブトール錠250mg　1回3錠（1日3錠）
　　　　　　　　　　　　　　　　　1日1回　朝食後　　　7日分
Rp.2【般】クラリスロマイシン錠200mg　1回2錠（1日4錠）
　　　　　　　　　　　　　　　　　1日2回　朝夕食後　　7日分

以下余白

備考：服薬アドヒアランス向上のためリファンピシンは食後投与とする

解説

　処方医に確認したところ，朝食後投与とした理由は「飲み忘れ防止のため，エタンブトールやクラリスロマイシンの服用時点と合わせて朝食後投与とする」でした．確かにリファンピシンだけ食前服用とすると，食後服用の薬は問題なく服用できたとしてもリファンピシンだけ飲み忘れてしまうという懸念があります．リファンピシンは食前空腹時服用のほうが血中濃度の立ち上がりは早いという報告があるものの[2]，飲み忘れてしまっては元も子もないため，飲み忘れ防止を優先して，食後服用の他の薬と服用時点を合わせたということですね．

　このように何らかの意図があって添付文書と異なる用法で処方する際には，上記に示したように，備考欄に理由を記載するとよいでしょう．製造販売元のウェブサイトに「医師の判断で食後投与とすることは可能」と記載されているものの，添付文書に「原則として朝食前空腹時投与」とある以上，厚生労働省の地方厚生局による保険薬局に対する個別指導で「なぜ食後投与となっているのか」を指摘・確認される可能性があります．添付文書の原則指示と異なる用法で処方した理由が処方箋に明記されていれば，薬歴に処方意図の記録を残すことで，「原則として朝食前空腹時投与」のリファンピシンを食後投与とした理由を説明できるでしょう❶．また，食後投与とすることで血中濃度の立ち上がりが悪くなる可能性があるため，治療効果が得られているかどうかを確認することも大事です．咳・痰の症状の経過などを薬歴に記録し，食後投与でも治療に失敗することなく患者さんの病態が改善しているかどうかを継続的にフォローしていくとよいでしょう．

■ 文献

1) 日本結核病学会非結核性抗酸菌症対策委員会. 日本呼吸器学会 感染症・結核学術部会. 肺非結核性抗酸菌症化学療法に関する 見解－2012 年改訂. Kekkaku. 2012; 87; 83-6.
2) 西村富啓, 他. Rifampicin の Pharmacokinetics に対する食事の影響. 臨床薬理. 2006; 37: 353-7.
3) 第一三共医療関係者向けサイト「リファジンを食後に投与してもよいですか？」〈https://www.medicalcommunity.jp/products/faq/rifadin_547〉
4) 日本結核病学会. 結核診療ガイド. 南江堂; 2018. p.104.
5) 日本結核・非結核性抗酸菌症学会 教育・用語委員会. 結核症の基礎知識（改訂第 5 版）. 結核. 2021; 96: 93-123.

[菅原鉄矢]

❶保険調剤を担当する薬剤師にとっては，備考欄などに食後投与の理由が付記されていたとしても，製剤添付文書に「原則として朝食前空腹時投与」とある以上，状況に応じて疑義照会がなされる可能性もあり得る．なお，コメントの付記によって，疑義照会が有するフェイルセーフが適切に機能しなくなってしまう懸念点についても，あらためて留意しておく必要があるかもしれない．

25 アムロジピンの1日2回投与

事例処方箋の提示

● **55歳 男性**

Rp.1	【般】アムロジピン錠 5mg	1回1錠（1日1錠）	
	【般】カンデサルタン錠 8mg	1回1錠（1日1錠）	
	【般】インダパミド錠 1mg	1回1錠（1日1錠）	
		1日1回 朝食後	28日分
Rp.2	【般】アムロジピン錠 2.5mg	1回1錠（1日1錠）	
		1日1回 夕食後	28日分

以下余白

※血圧が高いため，今回から Rp.2 が処方追加.

事例処方箋の問題点

　高血圧の患者です．血圧が高いということでアムロジピン錠 2.5mg（アムロジン®ほか）が追加になりました．すでにアムロジピン 5mg を朝食後に服用しているため，1日量が 5mg から 7.5mg に増量，服用回数は 1日1回から 1日2回に変更となります．

　アムロジピンは1日1回の服用で安定した降圧効果が得られるカルシウム拮抗薬です．添付文書に記載された用法用量は「通常，成人には 2.5〜5mg を 1日1回経口投与．効果不十分な場合には 1日1回 10mg まで増量可」となっており，基本的には「1日1回投与」の薬ですが，本症例のように 1日2回に分けて処方されることもあります．

　高血圧治療ガイドライン 2019 では「家庭血圧や 24 時間血圧測定で得られたトラフの血圧が高値の場合，朝に服用している降圧薬を晩に服用したり，朝晩の2回に分服，あるいは晩や就寝前に追加投与することを試みる」という治療法が提示されています[1]．これはアムロジピンという特定の降圧薬に限定して述べた記述ではなく，カルシウム拮抗薬や ARB などの降圧薬全般の使い方と

して言及されたものです.「添付文書に『1日1回投与』と記載されている個々の降圧薬において，1日2回投与に分けた方が1日1回投与よりも降圧効果が優れている」と言い切れるかどうかは明確ではない部分はあるものの，患者さんの血圧コントロールの状況に応じて1日2回に分けることを許容する記述であると伺えます.

　しかしながら，添付文書に「1日1回投与」と記載されている以上,「1日2回投与」は適用外ということになります.保険薬局においては処方箋の用法入力ミスの可能性などを考慮した上で，医師に用法が1日2回で間違いないかどうかの確認と，添付文書の記載とは異なる1日2回投与とする理由を確認する必要があるでしょう.

保険適用上，妥当と考えられる記載例

●55歳　男性		
Rp.1 【般】アムロジピン錠 5mg	1回1錠（1日1錠）	
【般】カンデサルタン錠 8mg	1回1錠（1日1錠）	
【般】インダパミド錠 1mg	1回1錠（1日1錠）	
	1日1回　朝食後	28日分
Rp.2 【般】アムロジピン錠 2.5mg	1回1錠（1日1錠）	
	1日1回　夕食後	28日分
以下余白		
備考: 早朝の血圧が高いため，アムロジピンを朝夕食後の1日2回投与とする		

解説

　処方医に確認したところ,「早朝の血圧が高いため，アムロジピンを夕食後に追加投与し，1日2回に分けることで早朝の高血圧を改善する」という返答が得られました.このような場合には，上記に示したように適用外の用法で処方した理由を記載していただけると，処方箋の記載内容から処方意図を確認できるでしょう❶.

　確認がとれたら，保険薬局では適用外の用法とする処方医の意図を薬歴に記

---

❶本ケースは明らかな保険適用外用法であるため，薬剤師が保険調剤を遂行するうえでは，処方理由が処方箋に明記されていたとしても，状況によって疑義照会の対象となり得ることに注意されたい.形式的な疑義照会のみならず，アムロジピンの1日2回投与の臨床的有用性が方法論的妥当性の高いエビデンスで裏付けられていない以上，薬学的疑義照会の対象にもなり得る.

録します．そして，経過をフォローし，早朝高血圧が改善したかどうかを確認することが大事です．適用外の用法がその患者さんに適しているかどうか，つまり血圧が改善したかどうかをフォローする必要があります．

　本症例では処方変更となる以前は薬の服用時点はすべて朝食後でした．朝食後に薬を服用する習慣はついているでしょうが，これまで夕食後に薬を服用する習慣はなかったため，夕食後の服用を忘れてしまう可能性があります．

　アムロジピンは半減期が長く，投与6〜8日後に定常状態に達する薬です．1日2回に分けることで，血中濃度のピークとトラフの差を最小限にし，夕食後にも投与することにより早朝の血中濃度を維持することで早朝高血圧の改善を期待する処方と推察されますが，1日2回投与の有益性が1日1回投与を上回るかどうかは明らかになっていない部分もあります．

　例えば1日1回投与と1日2回投与を比較したクロスオーバー試験では早朝血圧に差は認められなかったという報告[2]がある一方で，1日1回服用と1日2回服用の患者さんの血圧を観察的に比較した研究では1日2回の患者さんの方が早朝高血圧のコントロールは良好だったという報告[3]もあります（後者は交絡バイアスの可能性あり）．

　以上のように様々な研究報告があり，アムロジピン1日2回投与の有効性が1日1回投与よりも優れているといえるかどうかについては議論の余地があるでしょう．1日2回投与とすることで血圧コントロールが改善すればよいのですが，夕食後の服薬アドヒアランスが悪い場合には1日1回朝食後にまとめた方が確実な降圧効果が期待できるかもしれません．1日2回投与の有益性は患者さんの様々な背景に左右されるため，処方変更後の経過をフォローしていくことが大事だと思います．

■ 文献

1) 日本高血圧学会高血圧治療ガイドライン作成委員会, 編. 高血圧治療ガイドライン 2019. ライフサイエンス出版; 2019.
2) 石光俊彦, 他. 高血圧患者における高用量の長時間作用型 Ca 拮抗薬の服用時間に関する検討 -Trial for Administration Method of Amlodipine 10mg（TRAD10）-. 血圧. 2011; 18: 1117-22.
3) 古井宏彦. 降圧治療におけるアムロジピン 5mg 錠 1 日 1 回投与及び 2.5mg 錠 1 日 2 回投与の臨床的有用性の比較検討. 日内会誌. 2012; 101（臨時増刊号）: p286.

［菅原鉄矢］

26 食直前，食直後，就寝直前

事例処方箋の提示

●79歳　男性

Rp.1　【般】スボレキサント錠 15mg　分1　就寝前
Rp.2　【般】ボグリボース口腔内崩壊錠 0.2mg　分3　毎食前

以下余白

事例処方箋の問題点

　添付文書上，食直前や食直後，就寝直前などの用法が記載される薬剤があります．その理由として，EPA 製剤などは脂溶性のため，吸収を高める目的で食直後の服用が推奨されていたり，スボレキサント製剤に関しては，就寝時に服用したあと，行動することのリスク喚起から就寝直前になっていたりします．保険診療上，これらの薬剤が処方された場合，処方箋に「食後」や「就寝前」と記載されている場合，薬剤師は必ず疑義照会が必要になります．

　疑義照会の例として，「スボレキサントですが，添付文書上は就寝直前になっています．就寝直前に訂正させていただいてもよろしいでしょうか？」という問い合わせがなされる場合があります．保険診療上必要な疑義照会とはいえ，貴重な診療時間を奪ってしまう要因の一つになっています．

保険適用上，妥当と考えられる記載例

Rp.1　【般】スボレキサント錠 15mg　分1　就寝直前
Rp.2　【般】ボグリボース口腔内崩壊錠 0.2mg　分3　毎食直前
または
Rp.1　【般】スボレキサント錠 15mg　分1　就寝前
Rp.2　【般】ボグリボース口腔内崩壊錠 0.2mg　分3　毎食前
※食前は食直前　就寝前は就寝直前と読み替え可

解説

　この問題に対しては，処方箋発行時にレセプトコンピュータなどで制御できれば一番よいのですが，なかなか現実的ではありません❶．

　医療機関によっては調剤薬局に対して，疑義照会プロトコールなどを作成し，「食後→食直後と読み替え可」などと形式的な疑義照会を簡略化する取り組みがなされているところも見受けられます[1]．

　広域医療機関の場合はホームページなどを活用し，疑義照会プロトコールを作成し，調剤薬局に対しての情報発信を行い，クリニックの場合は近隣薬局と申し合わせを行うことも解決策の一つと考えられます．

■文献
1) 国立病院機構まつもと医療センター. 院外処方せん疑義照会簡素化プロトコル. 2021. 〈https://matsumoto.hosp.go.jp/media/2022/01/yakuzai-protocol.pdf〉

［髙野浩史］

編者コメント

❶ボグリボースの「食前」と「食直前」，あるいはスボレキサントの「就寝前」と「就寝直前」において，用法の違いが臨床的に意味のある健康状態の違いをもたらすという質の高いエビデンスがあるわけではない．本疑義照会は，あくまでも保険上のルールに則しているかどうかのうちで判断されており，薬剤師の臨床判断とは異なるものである．それゆえ，医学的，薬学的に価値のある疑義照会とはいい難く，事務的な問い合わせにすぎない側面さえある．医師，薬剤師の双方がこのような問い合わせのために時間を浪費することは，あまり効率的とはいえないだろう．電子処方箋の普及によって，このような疑義照会が大きく減少することを期待したい．

27 漢方薬の食後処方

事例処方箋の提示

● 81歳 男性

Rp.1	【般】メマンチン口腔内崩壊錠 10mg	1回1錠		
		1日1回	朝食後	30日分
Rp.2	抑肝散エキス顆粒　1回2.5g			
		1日3回	毎食後	30日分
	以下余白			

※患者家族より，「もともと認知機能の低下がみられており，最近イライラしていて，大きな声を出して怒鳴ることがある」と聞き取り．抑肝散の処方は今回が初めてであり，患者家族は「用法について医師から聞いていない」と話している．

事例処方箋の問題点

　患者家族から聞き取りの結果，抑肝散は BPSD（行動心理学的症状）に対する処方であると考えられました．

　漢方薬の用法は，一般的に食前または食間です．本事例の抑肝散エキス顆粒も，添付文書上の用法・用量は「通常，成人1日7.5gを2〜3回に分割し，食前又は食間に経口投与する．なお，年齢，体重，症状により適宜増減する」となっています．

　漢方薬の用法が食前または食間とされている理由には，①副作用の原因となるアルカロイドの吸収は胃内 pH が低い食前や食間の方が抑えられ，食後に服用した場合と比較して，急な血中濃度上昇による副作用の発現が抑制されることや，②配糖体が吸収されるためには，腸内細菌により有効成分の部分であるアグリコンが切り離される必要があり，食後の服用では食物が腸内細菌の働きの障害となるため，吸収が低下してしまうこと，などが挙げられています．しかしながらこれらの説が正しいのかは，はっきりしていません．

　一方で食前は飲み忘れが多くなることが考えられるため，服薬アドヒアラン

スを維持する目的で食後の指示となることがあります．また，麻黄や附子など
の生薬による胃腸障害を避ける目的で，食後の指示とされることもあります．
さらに患者家族や介護者の，服薬介助の負担を減らすという目的で，あえて食
後の指示をされることもあります．今回の事例では，ご自身で食前に服用する
ことが難しいこと，また日常からご家族が服薬をサポートしていることが考え
られます．そのため，服薬アドヒアランス向上を目的とした食後の指示となっ
ているのかもしれません．

　漢方薬の用法が「食後」と記載されている処方箋を受け付けた場合，上記の
ような意図をもって食後の用法となっているのか，または単純に用法の誤りな
のか，調剤薬局で判断することが難しく，処方医へ疑義照会を行うことになり
ます．医師の忙しい診療時間を割いていただくこととなり，また疑義照会の結
果を確認できるまで患者や患者家族をお待たせすることとなってしまいます．

保険適用上，妥当と考えられる記載例

● 81 歳　男性

Rp.2　抑肝散エキス顆粒　7.5g

　　　　　　　　　　　　1 日 3 回　　毎食後　　30 日分

　　　　　　　　　　以下余白

備考：食前・食間ではアドヒアランスを維持することが困難と考えられるた
　　　め，Rp.2 も食後服用の指示とする

解説

　漢方薬が食後の指示で記載された処方箋を受け付けることは，調剤薬局では
よくあることかと思います．また，上述したような意図をもって，あえて食後
の指示で処方されることも，日常診療の場面では考えられます．

　今回は認知機能の低下があり，併用薬の服薬アドヒアランスも良くないこと
が想定される患者の事例です．しかしながら処方医の意図がわからない状況で
は，調剤薬局の薬剤師が処方医へ，用法について疑義照会を行うこととなりま
す．

　今回のような場合，処方箋の備考欄に食後指示となっている目的を記載して
いただくと助かります．これにより，調剤薬局でも処方医の意図を把握するこ
とができます．形式的な疑義照会を避けることができるため，医師の診療時間

を割いていただくことを避けられ，また調剤薬局で患者や患者家族の待ち時間を短縮することができます．備考欄にコメントを入れていただくことで疑義照会を避けることができれば，患者側・医療者側ともに得られるメリットが大きいと考えられます❶．

　余談ではありますが，甘草を含有している漢方エキス製剤を長期連用している場合，低カリウム血症を含む偽アルドステロン症が起こることがあります．ツムラのホームページ1)によると，重篤な偽アルドステロン症（低カリウム血症を含む）の報告件数は，抑肝散が芍薬甘草湯に次いで2位となっています．ループ利尿薬などの併用例では，より低カリウム血症を起こすリスクが高くなるとされています．高齢患者ではこれらの併用薬が多くなることがあります．定期的な血液検査により，カリウム値などを確認していただくと良いかと思います．

　特に甘草含有量が多い芍薬甘草湯の添付文書には，「治療上必要な最小限の期間の投与にとどめること」と記載されており，漫然投与は避けていただいた方がよいかと思います．

　また，単独では甘草の含有量が多くない漢方製剤でも，複数種類を同時に服用することで甘草の量が多くなることがあります．この点にも注意が必要です．

電子処方箋導入後に予想される変化

　電子処方箋では，医師が処方箋を発行する際に，電子処方箋管理サービス側で項目に不備がないかチェックする機能が搭載されます．このことから，漢方薬の用法が食後となっている場合，用法の不備として自動でチェック機能が働き，用法の誤りによる疑義照会件数が減少することを期待しています．また，処方意図などを入力したうえで処方箋を発行することもできるため，食後処方としている目的を入力いただくと，形式的な疑義照会件数が減少するかもしれません．

■文献
1) ツムラ医療関係者向けサイト．〈https://medical.tsumura.co.jp/products/safety.html/se.disease/psa.html〉

［新原博輝］

❶薬剤の用法については医学的な妥当性を踏まえた上で，患者個別の生活習慣に合わせた設定がなされていることは，調剤を担当する薬剤師としても十分に理解している．一方で，保険調剤を遂行する上では，保険適用上のルールが優先され，適応外用法については，形式的疑義照会の対象とならざるを得ない．この場合，適応外用法を採用した合理的な理由を確認しなければ，薬剤師は保険調剤を遂行することができない．

28 ドンペリドンの食後処方

事例処方箋の提示

● 81 歳 男性

マドパー®配合錠　3 錠
【般】ドンペリドン錠 10mg　　3 錠
　　　　　　　　　　　　　1 日 3 回　毎食後服用　　30 日分
　　　　　　　　　　　　　以下余白

事例処方箋の問題点

　パーキンソン病もしくはパーキンソン症候群の患者に対しての処方箋です．この処方箋では，ドンペリドンの食後服用に対して，形式的な疑義照会がされることが考えられます．なぜなら，ドンペリドンの添付文書の用法および用量の項目には，食前投与とはっきり記載されているからです．

　こうした処方箋を受け付けた際に，薬剤師は様々な可能性を考えます．大きく分けると，ドンペリドンが食後投与と記載されているのは，単なる誤りか，それとも意図があってのものか，という 2 つの可能性を考えると思います．

　前者は形式的な疑義照会，後者は薬学的な疑義照会に通じるものといえるかもしれません．

　しかし，このように薬剤師の頭の中で考えていることが違っていたとしても，実際，電話にて疑義照会する際には，前者も後者も共に「ドンペリドンは食前投与で服用する薬剤で，処方箋記載は食後投与となっておりましたが，このままでよろしかったでしょうか？」となってしまう可能性が高いと思われます．

　前者と後者で，頭の中で考えていることが異なっていても，電話で疑義照会する際に伝える内容や文言が同じになってしまうのは，なぜでしょうか．主な理由としては，医師と薬剤師の間の権威勾配による遠慮があり，処方意図を確認するのが憚られることや，忙しい業務の合間に疑義照会を行うこと，などが

考えられます.

　その結果，疑義照会そのものが，医師と薬剤師のどちらにとっても，心理的な部分も含めて，業務上の負担になってしまいます.

保険適用上，妥当と考えられる記載例

> ●81歳　男性
>
> マドパー®配合錠　3錠
> 【般】ドンペリドン錠10mg　　3錠
> 　　　　　　　　　　　　　　1日3回　毎食後服用　　30日分
> 　　　　　　　　　　以下余白
> 備考：ドンペリドンを食後投与としているのは，服薬アドヒアランス向上を期待してのものです.

解説

　どういった意味で「妥当」としたのか，解説していきます.

　結論から申し上げますと，形式的な疑義照会を減らし，薬学的な疑義照会に誘うという意味で，妥当な記載としました．処方箋の備考欄に「服薬アドヒアランス向上のため」とあることで，処方医の意図が表現されます．どんな意図が表現されるのでしょうか．以下に記します.

① 適切に服用してもらうことに重きを置いていること
② ドンペリドンが食前投与より食後投与で吸収の遅延が生じるということに，重きを置いていない可能性が高いこと❶
③ そもそもドンペリドンを併用する意図には言及していないため，この記載ではわからないこと

　①に関しては，備考欄の記載の通りであり，特に説明は必要ないでしょう．81歳と高齢であり，飲み忘れの可能性を考慮しているのは明白かと思います.

　②は，吸収が遅れるという薬物動態の知識を把握していない可能性も考えら

❶むろん，ドンペリドンの食前投与と食後投与で，臨床的に大きな差異が生じるとした方法論的妥当性の高いエビデンスがあるわけではない．本事例は，薬物動態学的な臨床判断であるとともに，添付文書の記載に基づく「形式的な疑義照会」である.

れますが，吸収の違いよりも，適切にと服用することに重きを置いているとも考えられると思います．

　③に関しては，ドンペリドンを併用する理由は，大きく2つ考えられます．

・レボドパ製剤を服用することによる嘔気嘔吐等の消化器症状の軽減目的
・No on/delayed on 対策としてドンペリドンを服用することで消化管の蠕動を高め，胃からの排出を遅延させることでレボドパ製剤の吸収を促進させる目的

　以上の2点が考えられます．前者であれば，薬剤師は，患者さんの状態を確認したり，そもそもいつまでドンペリドンを併用するのか，ということを考えることができます．後者であれば，ドンペリドンではなく，添付文書上において食後投与が可能なクエン酸モサプリドへの変更も考慮することができます．ドンペリドンでなければならないのか？という点は記載がなく，薬学的な疑義照会の余地が残っているともいえるかもしれません．

　いずれにせよ，形式的な疑義照会を減らすことで，薬学的な疑義照会，もしくはトレーシングレポートを使用した薬学的な介入が増えることが予想され，医師と薬剤師の協働に繋がりやすいのではないか，と考えます．

■電子処方箋導入後に予想される変化

　電子処方箋は，医師の処方意図を反映することができるようです．今回の事例で考えると，あえてドンペリドンを食後投与にしている，という医師の意図が記載されることになります．そうした状況下では，薬剤師の薬学的な思考が試されることになるのだと思います．薬理学，薬物動態学，製剤学，といった薬剤師特有の学問分野の知識を高めることで，医療従事者との協働が実現しやすくなるかもしれない．そんなことを想像しています．

[町田和敏]

29 セマグルチドの食後処方

事例処方箋の提示

> ● 65歳　男性
>
> Rp.1　【般】セマグルチド錠 3mg　1回1錠
> 　　　　　　　　　　　　　　　　　　　　1日1回　　朝食後　　21日分
> Rp.2　【般】メトホルミン錠 250mg　1回2錠
> 　　　　　　　　　　　　　　　　　　　　1日3回　　毎食後　　21日分
>
> 　　　　以下余白

※継続してメトホルミン錠 250mg を服用していたが，今回からセマグルチド錠
が追加となっている

事例処方箋の問題点

　これまで2型糖尿病治療のためにメトホルミン錠を服用しており，それでも
血糖コントロールが改善せずに，今回からセマグルチド錠が追加となった事例
です．

　経口 GLP-1 受容体作動薬であるセマグルチド錠は，用法について注意すべ
き点が多い2型糖尿病治療薬です．

　リベルサス®（セマグルチド）錠の添付文書を確認してみます．用法および
用量の項目を見ると，「1日1回 3mg から開始し，4週間以上投与した後，1日
1回 7mg に増量する」という記載になっています．ここには食前なのか食後な
のかという記載はありません．ところが，その1つ下の項目である用法及び用
量に関連する注意に「胃の内容物により吸収が低下することから，1日のうち
の最初の食事又は飲水の前に服用する」という内容の記載があります．

　場合によって，本来は食前に服用する薬剤でも，服薬アドヒアランスを高め
る目的で食後の指示となっている事があります．セマグルチド錠も，このよう
な用法でよいのでしょうか．

　リベルサス®錠の審査報告書「6.1.1　食事の影響試験」の項目を確認すると，

「投与30分前に高脂肪食を摂取した場合には，26例中14例ではいずれの時点でも定量下限を超える血中濃度は認められなかった」と記載があります．つまり食後のタイミングで服用すると，ほとんど吸収されなくなってしまいます．このことから，食事の影響が非常に大きい薬剤であることがわかります．また，服薬時の水分量の制限（約120mL以下）も設定されています．服薬の際に用いる水の量でさえも制限されるほど，胃内容物の影響を大きく受けることが示唆されます．

今回の処方に戻ると，「1日1回朝食後」の指示となっていますが，添付文書上の用法は「1日のうちの最初の食事又は飲水の前」となっており，一般的には「起床時」が適切な用法となります．このため「朝食後」の指示となっている場合，調剤薬局より服用のタイミングにつき疑義照会を行うことになります．

保険適用上，妥当と考えられる記載例

● 65歳　男性

Rp.1【般】セマグルチド錠 3 mg　1回1錠

1日1回　起床時　　22日分

以下余白

解説

疑義照会を行った結果，用法が朝食後から起床時へ変更となりました．販売元であるMSD社のホームページには，服薬指導用下敷きや，薬袋用リーフレットをダウンロードできるページがあります．これらの資料には，イラスト付きで正しい用法の記載があります．会員登録が必要ですが，MSDのホームページからこれらをダウンロードして患者説明に用いると，用法の誤りを避けられるのではないでしょうか．

用法については上述の通りですが，今回の処方はもう1点，疑義照会が必要なポイントがあります．それは処方日数についてです．事例処方箋では，21日分の処方となっていました．

リベルサス錠のシートは，横に2錠ずつ切れるミシン目が入っており，横2列，縦5列の10錠シートです 図1 ．リベルサス®錠の添付文書やシートの裏には，「ミシン目以外で切らないこと」と記載されています．このことから，リベルサス®錠のシートは縦方向に切ることができず，偶数錠でしか患者さんへ

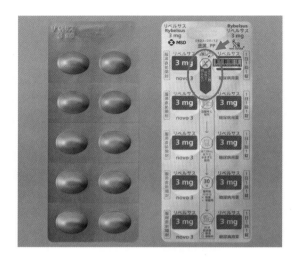

図1 リベルサス®錠のシート
（MSD 株式会社ホームページより）

お渡しすることができません❶．処方例に挙げた 21 日分のように，奇数の日数で処方されている場合，処方日数について疑義照会を行うことになります．上記の例では，22 日分へ変更となっています．

電子処方箋導入後に予想される変化

　電子処方箋のシステムにおいて，用法などの不備を自動チェックする機能が搭載されます．このようなシステムが機能することで，セマグルチド錠の用法が食後となっている場合は自動チェックが入り，用法の誤りを回避できることを期待しています．また，他の医療機関から処方された薬剤について確認できるようになります．ビスホスホネート製剤など，セマグルチド錠と服用のタイミングが重複する薬剤の有無についても把握することが可能となり，現実的な服用可否の判断の一助になるのかもしれません．

［新原博輝］

❶経口セマグルチド錠における保管管理上のエビデンスは限定的だが，同薬の製剤添付文書には「本剤は吸湿性が強く，PTP シートで防湿しているため，ミシン目以外の場所で切り離さないこと」および「本剤は吸湿性が強いため，服用直前に PTP シートから取り出して服用するよう指導すること」との記載があり，保険調剤上は PTP シートを縦方向に切り出すことができない．

30 ビスホスホネート製剤の月1回処方と4週間に1回の処方の違い

事例処方箋の提示

● 68歳　女性

Rp.1【般】アムロジピン口腔内崩壊錠5mg　　1回1錠
　　　　　　　　　　　　　　　　1日1回朝食後　　30日分
Rp.2【般】セレコキシブ錠100mg　　1回2錠
　　　　　　　　　　　　　　　　1日2回朝夕食後　　30日分
　　　【般】レバミピド錠100mg　　1回2錠
　　　　　　　　　　　　　　　　1日2回朝夕食後　　30日分
Rp.3【般】リセドロン酸Na錠75mg　　1回1錠
　　　　　　　　　　　　1日1回起床時（4週間に1回）　　2日分

　　　　　　　　　以下余白

　　かかりつけ医で降圧薬を定期処方中の患者さんが，諸事情で本来通院していた総合病院の整形外科を受診できず，整形外科の定期処方をかかりつけ医で処方してもらえないだろうかと相談し，Rp.2,3が追加されました．

事例処方箋の問題点

　　この事例で問題となるリセドロン酸Na錠には，毎日服用する2.5mg錠，週1回服用する17.5mg錠（2.5mg×7日），月1回服用する75mg錠（2.5mg×30日）の3種類の規格があります．リセドロン酸Naを含む骨粗鬆症治療薬のビスホスホネート製剤は，消化管からの吸収率が低く，食事の影響を受けやすいことから起床時に服用します．しかし，骨折予防が目的であり，新たに骨折が起きない限りある意味効果を実感できないことから，服薬の持続性が低い[1]とされており，処方期間を観察期間（1年）で除した服薬アドヒアランスの指標を比較すると，毎日服用で38.6%，毎週服用で70.6%，毎月服用で77.7%だったという報告[2]もあります．患者さんの好みや生活パターンを考慮して薬剤を選択することが多いと思いますが，少ない服薬頻度で脱落が少ない印象です．

　ところで，リセドロン酸 Na の月 1 回製剤に先んじて日本で開発された，ミノドロン酸錠 50mg という薬剤があります．ミノドロン酸には毎日服用する 1mg 錠と，4 週間に 1 回服用する 50mg 錠があります．50mg というやや高い力価で，4 週間に 1 回という条件で臨床試験を設計したことから，添付文書には「4 週間に 1 回，起床時に十分量（約 180mL）の水とともに経口投与する」と用法が示されています．

　一方，リセドロン酸 Na 錠 75mg の添付文書には，「月 1 回，起床時に十分量（約 180mL）の水とともに経口投与する」と用法が示されています．

　4 週間に 1 回と月 1 回ではノイズの様な小さな差異に過ぎない印象ですが，承認された添付文書の用法に従って適切に使用してもらうという観点から，疑義照会の対象となります．

保険適用上，妥当と考えられる記載例

・68 歳　女性
Rp.1【般】アムロジピン口腔内崩壊錠 5mg　　　1 回 1 錠 　　　　　　　　　　　　　1 日 1 回朝食後　　30 日分
Rp.2【般】セレコキシブ錠 100mg　　1 回 2 錠 　　　　　　　　　　　　1 日 2 回朝夕食後　　30 日分
【般】レバミピド錠 100mg　　1 回 2 錠 　　　　　　　　　　　　1 日 2 回朝夕食後　　30 日分
Rp.3【般】リセドロン酸 Na 錠 75mg　　1 回 1 錠 　　　　　　　　　1 日 1 回起床時（4 週間に 1 回）　　2 日分 　　　→ 1 回 1 錠 1 日 1 回起床時（月 1 回）毎月 5 日　　2 日分 　　　　　　　以下余白

解説

　今回疑義照会を行った医療機関では，4 週間に 1 回服用するミノドロン酸 50mg の処方機会が多かったため，リセドロン酸 Na の月 1 回製剤でも同じ用法を指示すれば良いだろうと思ったようです❶．

　整形外科専門医がリセドロン酸とミノドロン酸をどのように使い分けるのか，という内容は割愛しますが，月 1 回服用の場合，毎月同じ日に服薬できます．一方で，4 週間に 1 回服用の場合，服薬する曜日を固定することになります．

　患者さんが薬局で薬を受け取る際に，飲み方（使い方）をしっかり確認して帰る方が多いですし，皆さん薬袋に記載された用法をよく見て服薬しています．

実は，毎月５日というのはこの患者さんの誕生日でした．月１回という用法指示の分かりやすさは，患者さんにとっては案外大切なものに思えます（誕生日に服薬することにしましょうという元の通院先である整形外科専門医の提案には感心しました．誕生日に限らず，月末や月初を指定することも考えられます）．なお，服薬日（４週に１回であれば服薬曜日）の指示がない場合でも，患者さんからの聞き取りで服薬スケジュールを把握し，薬剤投与歴に記録を残しています．必要に応じて服薬情報をフィードバックしますのでよろしくお願い致します．

■ 文献

1）Bianchi ML, et al.Improving adherence to and persistence with oral therapy of osteoporosis. Osteoporos Int. 2015; 26: 1629-38. PMID: 25619634
2）Kishimoto H, Maehara M. Compliance and persistence with daily, weekly, and monthly bis-phosphonates for osteoporosis in Japan: analysis of data from the CISA. Arch Osteoporos. 2015; 10: 231. PMID: 26297076

［畠　玲子］

❶ 薬剤投与間隔における「１カ月」と「４週間」の差異は医学的に意味のある差異ではないものの，保険請求や公費負担医療の場合は，事務処理上の差異として重要である．例えば各自治体が負担する公費医療の適用において，投与期間や投与間隔は，民法上の期間規定で運用されているケースが多い．
１カ月といっても，月によって28～31日まで変化する．そのため民法143条および140条２項では歴計算を基準とする旨に従い以下のように期間を規定している．

> 第百四十三条　週，月又は年によって期間を定めたときは，その期間は，暦に従って計算する．
> 第百四十三条二項　週，月又は年の初めから期間を起算しないときは，その期間は，最後の週，月又は年においてその起算日に応当する日の前日に満了する．ただし，月又は年によって期間を定めた場合において，最後の月に応当する日がないときは，その月の末日に満了する．

民法上の規定に従えば，５月５日の１カ月後は６月４日となる．歴計算による期間解釈は，特に公費負担ワクチンの接種間隔に適用されるケースも多く，是非留意しておきたいポイントである．

31 隔日，週1回，月1回の処方日数

事例処方箋の提示

> **●75歳　女性**
>
> Rp.1 【般】エルデカルシトールカプセル 0.75μg　1回 1Cap（1日 1Cap）
> 1日1回　　朝食後　　　63日分
> Rp.2 【般】ミノドロン酸錠 50mg　1回1錠（1日1錠）
> 1日1回　　起床時　　　63日分
>
> 以下余白

※患者さん「今までは1カ月ごとの受診だったんだけど，骨折の後の状態が良くなっているようです．先生から，長めに出しておくねと言われました」

事例処方箋の問題点

　ビスホスホネート製剤に代表されるように，隔日，週1回，月1回など，連日以外の用法が規定されている薬剤があります．また，添付文書には規定されていなくても，患者さんの状態に応じて連日以外の用法で処方される薬剤（隔日処方の内服でコレステロールが安定する場合のスタチン製剤や甲状腺ホルモン製剤，ステロイドパルスなどの免疫抑制患者さんに対し週1〜2回で内服する抗生物質や抗ウイルス薬など）も，数多くあります．初回処方時には，医師も気をつけて処方されるかと思いますが，Do処方で処方日数のみ変更する際など，一括で日数を変更することにより処方日数が狂うことがあります．

　今回の場合，処方されているミノドロン酸は4週間に1回内服する製剤です．このままミノドロン酸を調剤した場合，実に2.3年分の調剤数となります．今回の処方箋で日数変更に関する疑義照会を行わず，今後残薬調整により次回以降の処方箋で調整を行うとした場合，まず患者さんが誤って連日服用する可能性があります．その場合，高カルシウム血症，上部消化管障害といった副作用が生じる可能性があります．また，今回調剤したミノドロン酸の期限が途中で切れてしまう可能性も高いと考えられますので，次回以降の残薬調整に期待，

と考えることも難しいでしょう．明らかな処方日数の誤りであった場合でも，薬局で処方箋に沿わない日数変更を勝手に行うことはできないため，疑義照会により日数変更を確認する必要があります．

場合によっては病院と薬剤師会などが事前合意書（プロトコル）を結んでいることで，明らかに誤った処方日数に関し薬局側で訂正を行い，薬剤部などを通じて病院へ報告することで，疑義照会を行わない形で日数訂正を行うことが可能となっている施設もあります．

保険適用上，妥当と考えられる記載例

● 75歳　女性

Rp.1　【般】エルデカルシトールカプセル 0.75μg　1回1Cap（1日1Cap）
　　　　　　　　　　　　　　　　　1日1回　朝食後　　63日分
Rp.2　【般】ミノドロン酸錠50mg　1回1錠（1日1錠）　　月1回
　　　　　　　　　　　　　　　　　1日1回　起床時　　2日分

　　　　　　　　　以下余白

解説

特定の内服をする薬剤であれば，処方欄に内服する日や曜日，服用間隔を入れておくことで，Do処方する際の気付きとなるかと思われます．また，適応症に応じて連日服用するか，連日以外で服用するかが異なる薬剤もあります．適応症が確認できない場合は，処方日数のみで判断することが難しく，処方された日数が合っていたとしても，疑義照会により適応を確認する必要も生じます[1]．

今回のミノドロン酸の場合，添付文書として正確にいうと4週に1回内服と記載されている製剤となります．医師の頭の中では月1回で考えていたとしても，添付文書に記載がある通り4週に1回で薬局が計算を続けていた場合，処方日数が長期にわたると途中で計算がずれ，定期処方薬は2カ月分なのにミノ

---

[1] 薬剤ごとの処方日数不一致は内服薬どうしに限らず，内服薬と外用薬の組み合わせでも生じ得る．例えば，内服薬が3カ月分に対して，緑内障点眼剤等の定時外用薬が3カ月分に満たないケースである．外用剤の内服換算日数は，用法用量や製剤ごとに異なるため，不明な点があれば薬局等へ事前に確認されると良いかもしれない．なお，湿布薬については「1回当たりの使用量及び1日当たりの使用回数」，または「投与日数」を処方箋に明記しなければならない．

表1 添付文書で規定されている，連日以外の使用のみが必要な内服・外用剤（代表的なもの）

一般名	先発品名	用法
アレンドロン酸ナトリウム錠 35mg	フォサマック®錠，ボナロン®錠	1週間に1回
オマグリプチン錠 12.5mg/25mg	マリゼブ®錠	1週間に1回
トレラグリプチンコハク酸塩錠 25mg/50mg/100mg	ザファテック®錠	1週間に1回
メトトレキサート錠/カプセル 2mg	リウマトレックス®	1週間に1〜3回に分割（12時間間隔）
リセドロン酸ナトリウム錠 17.5mg	アクトネル®錠，ベネット®錠 ※ただし，骨粗鬆症に限る	1週間に1回
イバンドロン酸ナトリウム錠 100mg	ボンビバ®錠	1カ月に1回
カベルゴリン錠 0.25mg/1.0mg	カバサール®錠 ※ただし，乳汁漏出症，高プロラクチン血性排卵障害，高プロラクチン血性下垂体腺腫（外科的処置を必要としない場合に限る）の適応に限る	1週間に1回
エストラジオール・酢酸ノルエチステロン貼付剤	メノエイドコンビ®パッチ	週2回
ミノドロン酸 50mg	ボノテオ®錠	4週に1回
リセドロン酸 75mg	アクトネル®錠，ベネット®錠	月1回
クロミフェンクエン酸塩錠	クロミッド®錠 ※ただし乏精子症における精子形成の誘導	隔日
サリドマイドカプセル	サレド®カプセル ※ただしクロウ・深瀬（PO-EMS）症候群	隔日
ミガーラスタットカプセル	ガラフォルド®カプセル	隔日

ドロン酸のみ3日分は処方が必要となる，という場合も生じます．その際は処方日数が足りなくなる，という旨で疑義照会を行うことも考えられます．月1回と記載されているなら，その旨で患者さんと内服日を確認し，処方日数の妥当性を判断できます．

　どのように内服してほしいか，という意図を薬局へ提示するためにも，連日

以外で内服する製剤の場合，口頭で指示する，医師の指示通りと記載する，どうせわかるだろうから何も記載しない，というのではなく，処方箋へ明確に記載していただければと思います．

〔田丸蓉子〕

32 3歳児に対するツロブテロールテープ0.5mgの処方

事例処方箋の提示

● 3歳1カ月（体重12kg）　男児
Rp.1　【般】カルボシステインシロップ用50%　　0.7g 　　　　【般】アンブロキソール塩酸塩シロップ用1.5%　　　0.7g 　　　　　　　　　　　　　　　　　　　1日3回　毎食後　　5日分 Rp.2　【般】ツロブテロールテープ0.5mg　5枚 　　　　　　　　　　　　　　　1日1回　就寝前，背中に貼付 　　　　　　　　　以下余白

※急性気管支炎で，咳，痰，喘鳴の症状あり

事例処方箋の問題点

　急性気管支炎の3歳の子どもに対し，かかりつけの小児科からツロブテロールテープが処方されました．ツロブテロールテープの用法用量は「通常，成人にはツロブテロールとして2mg，小児にはツロブテロールとして0.5〜3歳未満には0.5mg，3〜9歳未満には1mg，9歳以上には2mgを1日1回，胸部，背部又は上腕部のいずれかに貼付」です．この患者は3歳のため，添付文書に従うと「1mgを投与する」ということになりますが，0.5mg製剤が処方されています．

　この患者の薬歴を確認してみると，3歳になる前に同クリニックからツロブテロールテープ0.5mgの処方歴があるのがわかりました．もしかしたら医師は添付文書通りの用法用量で処方したかったのに，誕生日を迎えて3歳になったことを失念して，過去の処方データを引っ張ってきてしまったのかもしれません．あるいは年齢にしては小柄なため（3歳0〜6カ月未満の男児の平均体重は14.1kg[1]），あえて低用量で処方した可能性もあります．様々な理由が考えられますが，添付文書の用量よりも少ない用量で処方した意図が処方箋で確認できないため，処方入力ミスの可能性も考慮して疑義照会の対象となると考えられます．

JCOPY 498-12018

保険適用上，妥当と考えられる記載例

● 3歳1カ月（体重12kg）　男児

Rp.1　【般】カルボシステインシロップ用50%　　0.7g
　　　【般】アンブロキソール塩酸塩シロップ用1.5%　　0.7g
　　　　　　　　　　　　　　　　1日3回　毎食後　　　5日分
Rp.2　【般】ツロブテロールテープ0.5mg　5枚
　　　　　　　　　　　　　　1日1回　就寝前，背中に貼付
　　　以下余白
備考: 体重が軽いためツロブテロールテープの投与量は 0.5mg とする

解説

　　疑義照会の結果，「年齢は3歳だが，体重が軽いためツロブテロールテープ 0.5mg の処方とする」との回答をいただきました．体重換算の投与量は添付文書には記載がありませんが，インタビューフォームの「Ｖ．治療に関する項目」の小児の臨床成績に関する情報の中に，「至適用量は約 $50\mu g/kg$ と推察され，小児の各年齢における平均体重を目安に，体重15kg未満（0.5～3歳未満）には 0.5mg，15～30kg未満（3～9歳未満）には1mg，30kg以上（9歳以上）には 2mg で臨床効果が期待できるものと考えられた」という記述があります[2]．本症例の患者さんの体重は12kgですので，至適用量は約 0.6mg となります．処方医は薬効よりも副作用リスクを考慮して，低用量の 0.5mg で処方したということですね．

　　このような場合には上記に示した通り，低用量とした理由を処方箋の備考欄に記載していただくのが望ましいかと思います．本症例では疑義照会の結果，小柄であることを考慮した「あえての0.5mg処方」であったことが確認できましたが，処方医の立場からすると，処方箋に理由を記載しなくても，「小柄だから低用量での処方である」ということが保険薬局の薬剤師なら推察できるだろうと思われるかもしれません．しかしながら，類似の症例で疑義照会したところ，添付文書通りに 0.5mg から 1mg に処方変更となったというケース（処方入力ミス）❶もしばしば経験しますので，保険薬局としては用量の確認が必要と

---

❶処方箋発行時のレセプトコンピュータへの入力ミスなのか，処方意図なのか，調剤を担当する薬剤師には判別が困難である．患者の身長や体重から低用量投与だと推測できても，それはあくまでも推測に他ならず，薬剤師は推測を根拠に調剤業務を遂行するわけにはいかない．病状によっては体格が小さくても，標準用量で投与されるケースもあろう．

なる一例かと思います．ツロブテロールテープに限らず，添付文書と異なる用量で処方する際には処方箋の備考欄を活用し，用量設定の理由を記載することで，医療機関と保険薬局の双方の業務の効率化に繋がると思います．

■文献

1) 厚生労働省. 平成 22 年乳幼児身体発育調査報告書.〈https://www.mhlw.go.jp/stf/houdou/0000042861.html〉
2) ホクナリンテープ. インタビューフォーム 2022 年 12 月（第 16 版）.

［菅原鉄矢］

JCOPY 498-12018

33 投与日数制限のある薬剤

事例処方箋の提示

● 58歳　女性

Rp.1【般】ボノプラザン錠 20mg　1回1錠　1日1回　朝食後　　56日分
Rp.2【般】酪酸菌製剤細粒　1回1g　　　　1日3回　毎食後　　56日分

以下余白

　職場の健康診断で受診勧奨され，内視鏡検査を受けた結果，逆流性食道炎と診断された患者さんです．今回が3回目の受診で，前回・前々回処方28日分と同じ内容でした．

事例処方箋の問題点

　この事例で問題となるボノプラザン錠20mgは，逆流性食道炎の初期治療において，軽症例・重症例どちらにも推奨される薬剤[1] です．
　添付文書に記載される用法は以下の通りです．

〈逆流性食道炎〉
　通常，成人にはボノプラザンとして1回20mgを1日1回経口投与する．なお，通常4週間までの投与とし，効果不十分の場合は8週間まで投与することができる．さらに，再発・再燃を繰り返す逆流性食道炎の維持療法においては，1回10mgを1日1回経口投与するが，効果不十分の場合は，1回20mgを1日1回経口投与することができる．

　なお，逆流性食道炎以外にも複数の適応疾患があり，用法が少しずつ異なります．

> 〈胃潰瘍，十二指腸潰瘍〉
> 　通常，成人にはボノプラザンとして1回20mgを1日1回経口投与する．なお，通常，胃潰瘍では8週間まで，十二指腸潰瘍では6週間までの投与とする．
> 〈低用量アスピリン投与時における胃潰瘍又は十二指腸潰瘍の再発抑制〉
> 　通常，成人にはボノプラザンとして1回10mgを1日1回経口投与する．
> 〈非ステロイド性抗炎症薬投与時における胃潰瘍又は十二指腸潰瘍の再発抑制〉
> 　通常，成人にはボノプラザンとして1回10mgを1日1回経口投与する．
> 〈ヘリコバクター・ピロリの除菌の補助〉
> 省略

　患者さんから，逆流性食道炎の診断がついたことを聞き取れていますし，投与されていたのは20mg錠ですので，低用量アスピリン投与時や非ステロイド性抗炎症薬投与時の再発抑制目的ではないと容易に判断がつきます．ですが，複数の適応がある上に，治療に必要な期間が明示されています．この事例では，ボノプラザン錠20mgをすでに8週間投与済みです．8週間を超えて継続が必要だという判断をしたというコメントがない場合，形式的ではありますが，疑義照会を行うことになります．

保険適用上，妥当と考えられる記載例

> ● 58歳　女性
>
> Rp.1【般】ボノプラザン錠20mg　1回1錠　　　1日1回　　朝食後　　　56日分
> （コメント追記）難治性逆流性食道炎のため維持療法が必要
> Rp.2【般】酪酸菌製剤細粒　1回1g　　　　　1日3回　　毎食後　　　56日分
>
> 以下余白

解説

　ボノプラザンや，ラベプラゾールなどプロトンポンプ阻害薬の投与日数制限は，レセプト査定の対象になることが比較的多く，近年，医療機関側であらかじめ処方箋コメントが追記されるようになりました[❶]．筆者個人の感触ではありますが，この事例で疑義照会を行う機会は減ったと感じています．

　ボノプラザン錠は，2015年に薬価収載されました．国内第Ⅰ相試験では，20mg錠を7日間連続投与した場合に，24時間にわたり胃内pHを4以上に保

つ効果が約84％に達したとされ，強力な酸抑制効果が示されています．さらに，逆流性食道炎患者における国内第Ⅲ相試験では，ボノプラザン錠20mg4週間投与群の治癒率は，ランソプラゾール30mg 8週間投与群の治癒率に劣らないことが示されています．これが，ランソプラゾールより投与期間が短い理由です．また8週間継続投与した際の安全性も問題ないとされています．❶

　本事例では，患者が希望した，あるいは減量に不安を感じたのであれば，20mg錠を継続投与することも考えられます．一方，添付文書通り，10mgに減量して維持療法を継続する場合もあるでしょう．いずれにしても，コメントを追記していただくことで，形式的な疑義照会を避けることができますので，よろしくお願い致します．

■ 電子処方箋導入後に予想される変化

　処方箋と過去の薬剤投与歴を参照すると，その日の治療意図が朧げながら見えてきます．その後，患者さんからお話を伺うのですが，薬剤師が類推した処方意図と患者さんの理解が合致しているときは，スムーズにお薬を渡せます．調剤終了後，薬歴投与歴にその要点を記録して，次回以降の調剤に役立てます．逆に，処方箋の記載内容と患者さんの理解が一致しない場合は，疑義照会の対象となります．疑義照会は，記載ミスを指摘するだけが目的ではありません．

　この本の事例に挙げられた内容は，電子処方箋のコメント欄の活用で解決することが多そうです．従来の紙の処方箋，あるいは電子カルテのオーダー画面上の処方箋が平面的なものだとすると，電子処方箋はより立体的に，高い解像度で処方意図を伝えるものになりそうだと期待しています．

　ところで，処方箋にコメント欄があることは何ら珍しいことではないはずですが，電子処方箋のすごいところは，保険薬局から処方元の医師に向けてコメントを送れるようになることです．薬剤師がどういう意図で疑義照会を行ったのか，あるいは処方元とのやり取りの内容について，これまでは薬局で保管す

---

❶ ラベプラゾールを逆流性食道炎の維持療法で用いる場合は，20mg製剤に保険上の適用がないことに留意したい．同薬の添付文書には「病状が著しい場合及び再発性・難治性の場合に1回20mgを1日1回投与することができる（再発・再燃を繰り返す逆流性食道炎の維持療法，プロトンポンプインヒビターによる治療で効果不十分な場合は除く）」と記載があり，20mg錠の投与から維持療法が除外されている．また，「プロトンポンプインヒビターによる治療で効果不十分な場合，1回10mg又は1回20mgを1日2回」とされており，ラベプラゾール20mgが1日1回で8週以上にわたり処方されている場合では，備考欄等に病状や用法に関するコメントがない限りにおいて形式的疑義照会の対象となるケースが多い．

る処方箋や薬剤投与歴に記載することで完結していました．電子処方箋の場合，コメント欄に記入することで，その内容を共有できるようになります．医師と薬剤師が互いにどう判断したのか，意見交換しながら，患者さんの薬物療法に関われるようになることを期待しています．

■ 文献
1）春田明子, 中島典子. 胃食道逆流症（GERD）診療ガイドライン 2021 の概説― Potassium-competitive acid blocker（P-CAB）の位置付けについて―. J Nihon Univ Med Ass, 2022; 81: 179–85.

［畠　玲子］

34 他院処方の抗うつ薬と，神経障害性疼痛へのデュロキセチンの処方

事例処方箋の提示

● 60歳　女性

Rp.1　【般】デュロキセチンカプセル 20mg　1回1Cap（1日1Cap）
　　　　　　　　　　　　　　　　　1日1回　朝食後　　14日分

　　　　以下余白

※他院併用薬でエスシタロプラムシュウ酸塩錠 10mg（1錠　1日1回夕食後）を
継続服用中であることを確認した．
患者さん「腰の痛みがひどいので，先生に相談した．神経痛だと言われて，今日
の薬を飲んでみるように言われている．眠気に気をつけてということは言われ
たけど，今飲んでいる薬のことについては何も言われていないよ．お薬手帳は
先生にも出している．本当に一緒に飲んでも大丈夫？」．

事例処方箋の問題点

　併用薬を確認する際，作用機序が同一，もしくは効果が同一に生じる薬剤が
他院から処方されている場合，併用することによる影響をまず考えます．処方
が短期的で，重複による身体への影響が少ないなら，医師も併用薬を確認して
いる旨を患者さんから聞き取りの上，疑義照会を行わず調剤することがありま
す．その際，重複による影響が本当にみられないかは，電話等によるフォロー
アップを行った上，必要があれば服薬情報提供書として医師へ報告書を提出し
ます．処方の時点で医師が併用薬を確認していないことを聞き取った場合，疑
義照会を行い併用しても良いかを確認します．また，医師が併用薬を確認した
と患者さんから聞き取りを行っても，処方箋に特段の記載がない場合，医師が
重複している薬剤を見落としている可能性を考慮します．初回処方で内服が長
期にわたる可能性があり，重複による身体への影響が考えられる場合，併用し
ても良いか疑義照会により確認せざるをえません．これに関しては，添付文書
の内容を理解いただいた上で，禁忌や用量オーバーではあるがあえて処方され

ている処方内容に関し，同様のことがいえます．

　今回の場合，SSRIであるエスシタロプラムとSNRIであるデュロキセチンは，セロトニン再取り込み阻害の効果が重複します．セロトニン再取り込み阻害の効果が過剰となり，嘔気や腹痛，また興奮，高度の発汗，不随意運動といった副作用が強く出る可能性が考えられます．また，エスシタロプラムでうまくいっている精神コントロールが崩れる可能性も考えられます．処方医間で相談が行われ，意図した併用であることも考えられますが，その内容は処方箋に特段の記載がないなら，薬局には共有されません．併用によるリスクを考慮すると，疑義照会により確認する必要が生じます．

保険適用上，妥当と考えられる記載例

> ●60歳　女性
>
> Rp.1　【般】デュロキセチンカプセル20mg　1回1Cap（1日1Cap）
> 　　　　　　　　　　　　　　　　　1日1回　朝食後　　14日分
> 　　　　　　　　　　　　以下余白
> 備考：○○病院のエスシタロプラムはそのまま継続

※備考欄以外でも，処方欄内に記載いただいてもかまいません

解説

　他院処方と重複している薬剤でも，あえて処方されている場合，その旨を備考欄，処方箋内に記載いただくことで，医師の処方意図が確認できます．また，明確に処方箋内に記載いただくことで，患者さんからの不安の声に対しても，薬剤師としてフォローを行うことが可能となります．

　今回の場合，作用重複のため他院処方を中止するのか，減量するのか，そのまま継続するか，という点に関しても記載していただくことで，医師の処方意図を確認することができます❶．

　また，重複処方に限らず，適応外処方，特に禁忌例に対する処方内容に関しては，患者からの話を確認した上で有益性投与の可能性が高いとわかってい

---

❶同種同効薬が複数の医療機関から処方されている場合，本ケースのように備考欄に併用が可能な旨の記載があったとしても，状況に応じて疑義照会がなされるケースも想定できる．当該事例では，併用することについての合理的な理由まで明記されていることが望ましい．

も，処方意図が確認できない場合は医師へ確認が必要となります❷．医師から
説明があった，と患者さんから話を聞いていたとしても，患者さんが診察室内
の話を誤解していることもしばしば経験している身としては，念のため，とい
う理由で疑義照会を行う必要性が生じます（「事例17: 前回の処方から薬剤が
削除された場合」参照）．

■電子処方箋導入後に予想される変化

電子処方箋では，重複があるものの意図的に処方する場合，その処方意図を
入力し，処方箋と併せて登録することが可能となっています．また薬局側とし
ては，重複や併用禁忌がある状態で処方された場合，医師が確認済みである旨
は✓の有無を確認することができます．重複処方が意図的なものか，意図的で
はないので疑義照会として確認が必要なものか，✓欄を見ることにより，処方
意図が確認できるため，疑義照会が減るものと思われます．

［田丸蓉子］

❷例えば，新たに内科から糖尿病治療薬が追加された患者が，他院（精神科）で
オランザピン（糖尿病禁忌）を定期的に服用していた場合では，処方箋の備考
欄に何らかのコメントがあったとしても，疑義照会がなされるだろう．

35 同効薬の重複意図が わからない処方

事例処方箋の提示

●60歳 男性

Rp.1	【般】ニフェジピン 24 時間持続徐放錠 40mg			
		1日1回	朝食後	14日分
Rp.2	【般】ベニジピン錠 8mg			
		1日1回	朝食後	14日分
	以下余白			

※もともと高血圧治療としてニフェジピン徐放錠を服用していましたが，今回の処方箋でベニジピン錠が追加されていました．併用なのか処方切り替えなのかが処方箋情報と患者のヒアリングで不明瞭だったため，疑義照会し，高血圧のコントロールに加えて冠動脈攣縮コントロールを考慮したあえての併用であると返答がきた事例です．

事例処方箋の問題点

他の Ca 拮抗薬，ARB，ACE 阻害薬でも起こりうる典型例となります．医師の診察・判断によりあえての併用であっても，カルテ情報を共有できていない薬局では，切り替え間違いなのか，併用であった場合どのような意図があるのかがわかりにくく，疑義照会の対象となってしまいます❶．患者からの聞き取りにおいても同効薬の認識や併用理由について医師の処方意図を正確に捉えているケースは少ないです．薬剤師のヒアリングスキルの習熟度によっては，薬剤師⇄患者間でのやりとりの結果，医師の指示とは異なる思い込みで進めてしまう可能性もあります．薬剤師がヒアリング時に直近のイベントとして胸痛や

編者 コメント

❶処方医の立場からすれば，処方箋に記載した通り，ニフェジピンとベニジピンの併用指示であり，疑義の余地はないと思われるかもしれない．しかし，医師と同じ情報環境にない薬剤師においては，ニフェジピンからベニジピンへの切り替え意図にもかかわらず，ニフェジピンの処方を削除し忘れた可能性を疑わざるを得ない．とりわけ同クラス薬剤の併用であれば，その疑念は強くなることであろう．

胸部違和感，冷や汗などの症状を聞き出せるかどうかもヒントとはなります．
しかしながら，もともと高血圧症で Ca 拮抗薬での治療コントロールをしている場合に高血圧治療の上乗せではないかという思い込みが起こります．また，保険請求上の問題点として，狭心症を適応とした場合のベニジピンの通常用量は，1 回 4mg を 1 日 2 回朝夕食後です（添付文書参照）．したがって，今回の医師の処方意図は冠攣縮抑制と降圧を兼ねての目的としていますので保険請求上のレセプト病名は高血圧症の方がよいと思われます．

保険適用上，妥当と考えられる記載例

● 60 歳　男性

Rp.1 【般】ニフェジピン 24 時間持続徐放錠 40mg
　　　　　　　　　　　　　　　　 1 日 1 回　朝食後　　14 日分
Rp.2 【般】ベニジピン錠 8mg　　　 1 日 1 回　朝食後　　14 日分
※ Ca 拮抗薬の併用：血圧が高く，胸部不快感の訴えもあることから，降圧コントロールと冠攣縮抑制を目的としてベニジピン 8mg/ 日を追加しました．
　　　　　　　　　　　　　以下余白

解説

　　同効薬の併用意図を処方コメントあるいは備考欄に記載することで，処方意図を伝達することができます．
　　併用意図としては，下記の 2 点となります．

① ニフェジピン単独での降圧コントロールが不十分のため，あえての Ca 拮抗薬併用であること．
② 冠攣縮性狭心症の可能性を考慮した spasm 抑制に対するベニジピン 8mg/ 日の追加．

　　疑義照会の対象となるポイントの Ca 拮抗薬の併用についてを簡潔に処方箋上で伝えるポイントとして，記載例のコメント伝達が有用と思われます．他にも患者が持参したお薬手帳や血圧手帳などに今回の診察で病状管理を鑑みての同効薬の Ca 拮抗薬を併用指示していることを記載する方法もあります．しかし，多くの外来患者を診察する医師の診療時間内で処方箋指示を出す方が効率的と考えます．一方で，保険請求上の問題点で考えていきますと，今回の処方

コメントとして冠攣縮性狭心症を明記することは好ましくない可能性もあります．患者のアドヒアランスが問題ないようでしたら，ニフェジピン24時間持続徐放錠40mg 1錠朝食後→ニフェジピンL錠20mg 2錠朝夕食後に変更し，ベニジピン錠8mg 1錠朝食後→ベニジピン錠4mg 2錠朝夕食後に変更しますと高血圧症・狭心症共に保険請求上，問題のない処方設計とすることもご検討いただきたいです．また，服薬指導時に薬剤師から患者に処方変更に関わる内容を伺うことがほとんどですが，患者側からすれば，医療機関にも話したことを繰り返し回答しなければならないことがストレスだと感じている場合が多いです．診察時の主訴や聞き取っている内容（本事例では，血圧記録や胸部違和感の訴えや画像所見についてなど）を共有するツール（ICT，紙メモなど）があるとこれらを回避することにもつながりますので，前向きにご検討いただきたいです．病院勤務経験のある筆者からしますと，診療録を共有できる仕組みがあれば形式的疑義照会の大半は解決されると思っています．もちろんのことながら，情報収集が手厚い分，質の高い服薬指導やモニタリングを展開することは必然と考えます．

［鈴木邦彦］

JCOPY 498-12018

36 頓服用法の詳細不明

事例処方箋の提示

> ● 48歳 男性
>
> Rp.1【般】アムロジピン錠 5mg
>
> 　　　　　　　　　　　1日1回　1回1錠　朝食後　30日分
>
> Rp.2【般】エチゾラム錠 0.5mg
>
> 　　　　　　　　　　　1回1錠　　10回分
>
> 　　　　　　　　　　　以下余白

※定期処方の薬ですが患者がいつも利用している A 薬局が閉まっていたため，初めて訪れる B 薬局に処方箋を提出しました．薬局を訪れたのは本人ではなく家族であり，患者本人からは「いつもと同じ薬だから代わりにもらってきてほしい」と依頼されたとのことで薬の詳細については不明のケースです．

事例処方箋の問題点

　　本事例では，頓服薬として処方されているエチゾラム錠の具体的な指示が未記載です．

　　エチゾラム錠の効能効果および用法用量は以下のとおりです．

> **効能又は効果**
> - 神経症における不安・緊張・抑うつ・神経衰弱症状・睡眠障害
> - うつ病における不安・緊張・睡眠障害
> - 心身症（高血圧症，胃・十二指腸潰瘍）における身体症候ならびに不安・緊張・抑うつ・睡眠障害
> - 統合失調症における睡眠障害
> - 下記疾患における不安・緊張・抑うつおよび筋緊張
>   頸椎症，腰痛症，筋収縮性頭痛

用法及び用量

神経症，うつ病の場合

通常，成人にはエチゾラムとして 1 日 3mg を 3 回に分けて経口投与する．

心身症，頸椎症，腰痛症，筋収縮性頭痛の場合

通常，成人にはエチゾラムとして 1 日 1.5mg を 3 回に分けて経口投与する．

睡眠障害に用いる場合

通常，成人にはエチゾラムとして 1 日 1〜3mg を就寝前に 1 回経口投与する．

なお，いずれの場合も年齢，症状により適宜増減するが，高齢者には，エチゾラムとして 1 日 1.5mg までとする．

　エチゾラム錠は効能効果および用法用量も複数あり，処方箋に詳細な用法等の記載がない場合，その処方が適切であるのか薬剤師が確認できず，また，患者への説明も適切に行うことができないため，疑義照会を実施することとなります❶．

　また，定期処方の薬であっても，本事例のように，利用する薬局が変更となった際，初めて処方を受け付けた薬局では経緯・詳細が不明であるため，疑義照会が実施されることがあります．

保険適用上，妥当と考えられる記載例

● 48 歳　男性

Rp.1 【般】アムロジピン錠 5mg

　　　　　　　　　　　1 日 1 回　1 回 1 錠　朝食後　　30 日分

Rp.2 【般】エチゾラム錠 0.5mg

　　　　　　　　　　　1 錠　　10 回分

不眠時，頓服
（1 日 1 回まで）

　　　　　　　　　　　以下余白

---

❶頓服の用法用量が不明確なケースはもちろん，適応症によって用法用量が異なる薬剤においては，適応症の推測が困難な場合，当該疑義に関する照会がなされることもある．特に新規に薬剤が処方されるケースでは，薬局における適応症の推測は極めて困難であり，処方箋の備考欄等に適応疾患の記載がなければ，薬剤師が疑義照会を行う強い動機となり得る．

表1 根拠法令

◎薬剤師法
1. 第25条（調剤された薬剤の表示）
薬剤師は，販売又は授与の目的で調剤した薬剤の容器又は被包に，処方箋に記載された患者の氏名，用法，用量その他厚生労働省令で定める事項を記載しなければならない．
2. 第25条の2（情報の提供）
薬剤師は，調剤した薬剤の適正な使用のため，販売又は授与の目的で調剤したときは，患者又は現にその看護に当たっている者に対し，必要な情報を提供し，及び必要な薬学的知見に基づく指導を行わなければならない．（抜粋）

◎医師法施行規則
第21条（処方箋の記載事項）
医師は，患者に交付する処方箋に，患者の氏名，年齢，薬名，分量，用法，用量，発行の年月日，使用期間及び病院若しくは診療所の名称及び所在地又は医師の住所を記載し，記名押印又は署名しなければならない．

◎保険医療機関及び保険医療養担当規則
第23条（処方箋の交付）
保険医は，処方箋を交付する場合には，様式第2号又はこれに準ずる様式の処方箋に必要な事項を記載しなければならない．
2　保険医は，その交付した処方箋に関し，保険薬剤師から疑義の照会があった場合には，これに適切に対応しなければならない．

解説

　頓服薬の処方箋の記載には1回分の投与量，服用時点，投与回数，1日の上限量などの記載が必要です．

　本事例では，1回分の投与量と投与回数のみで，服用時点および1日の上限量などの記載がありませんでした．

　安全かつ適切な薬物治療の実施のため，医師法，薬剤師法，療担規則等の各医療関連法規にて，処方箋への用法等の記載や患者への説明につき 表1 のように定められています（根拠法令参照）．したがって「医師の指示通り」「用法口授」などの記載がある場合は，疑義照会の対象となります．

　頓服薬を処方の際にも必要事項を漏れなく，患者がどの薬局に処方箋を持参しても容易に確認ができるよう記載していただくことで，処方意図に沿った安全かつ適切な薬物治療の実施が可能となります．

［佐藤美弥子　髙橋　渉］

37 維持療法に加え頓用を想定している吸入薬の用法用量

事例処方箋の提示

● 75歳 男性

【般】モンテルカスト錠5mg　1錠
　　　　　　　　　　　　　　1日1回就寝前服用　　60日分
シムビコート®タービュヘイラー®　60吸入　4本
　　　　　　　　　　　　　　1日2回　　1回1吸入

　　　　　以下余白

事例処方箋の問題点

　気管支喘息の患者さんにシムビコート®（ブデソニド・ホルモテロールフマル酸塩）が処方された事例です．この処方箋に記載された通りの用法だと，シムビコート®は120日分となり，内服薬の処方日数が60日分であるため，薬剤師として疑問が生まれる可能性が考えられます．モンテルカストを隔日投与で服用しているのか，もしくは，シムビコート®をSMART療法で使用しているのか，大きく分けると，その2パターンの疑問が考えられると思います．

　シムビコート®のSMART療法は，維持療法として1回1吸入もしくは1回2吸入を1日2回吸入している患者が，発作発現時に頓用使用することができるというものです．その際に，追加で1吸入するのが基本ですが，最大1回6吸入まで可能であることが添付文書に記載されています．維持療法と頓用使用を合計した際の最高量は通常1日8吸入までですが，一時的に1日12吸入まで増量することが可能です．もしも，この患者さんが頓用使用していたとして，毎日のように1日8吸入していたとすると，シムビコート®は30日でなくなってしまうことになります．

　このように，患者さんの状態次第ではありますが，シムビコート®は30日分から120日分の幅があることになります．

　上記の2パターンの想定を，薬剤師はどのように確認するのでしょうか．どちらも基本的に，まず患者さんに対して質問することで疑問を解消する薬剤師が多いのではないでしょうか．飲み薬を毎日飲んでいるのかどうかという質問，もしくは，発作時に吸入を追加しているのかどうかという質問をすることが想定されます．しかし，この事例の場合，患者さんの年齢から認知機能を疑ったり，普段の様子から患者さんの言い分を100%信じることができないことも考えられます．そうした際には，疑義照会に至ると思われます．

　また，SMART療法の複雑さや，患者さんの発作に対する認識次第では，過量投与に繋がることも考えられます．その場合には，シムビコート®に配合されているβ刺激薬による心臓への負担増加といった患者さんの体への影響を考えると，医師の指示と患者さんの理解度の乖離を確認することは薬剤師の仕事と考えます．そのためにも，医師の処方意図の記載が必要だと思います．

保険適用上，妥当と考えられる記載例

> ●75歳　男性
>
> 【般】モンテルカスト錠5mg　1錠
> 　　　　　　　　　　　　　　1日1回就寝前服用　　60日分
> シムビコート®タービュヘイラー®60吸入　4本
> 　　　　　　　　　　　　　　1日2回　　1回1吸入
>
> 　　　　　　　　　以下余白
> 備考：シムビコート®は発作時に1吸入使用することを説明してあります．4本の内，2本は頓用使用のために余分に処方しています．残っていた際には，次回以降調整します．

解説

　上記のように，SMART療法は複雑で，使用用量の幅があるため，医師と薬剤師と患者さんの間で，認識にズレが生じやすい背景があります．そうした混乱を避けるためにも，SMART療法として，どのような指示をしているのか，明確に記載していただけると，混乱が避けやすくなるのではないでしょうか❶.

❶用法用量に幅がある外用薬の場合，具体的な使用パターンまで明記されていると，薬剤師が医師の処方意図を反映した服薬説明が可能となる．むろん，処方箋を発行する医師にとっては作業負担が増えることであろう．しかし，診療後の疑義照会は確実に減少し，かつ医師の指示に忠実な薬剤使用が期待される意味でも，用法の詳細記載には意味があるものと思われる．

　明確に記載していただくことで，薬剤師の職能発揮にも繋がると思います．薬剤師は，患者さんが間違えずに薬を使用するにはどうすれば良いか，常に考えています．今回の事例では，次のように考える薬剤師が多いと思います．

　シムビコート®を頓用使用する患者さんには，維持療法用と頓用吸入用と目で見える形で区別するのです．そうすると患者さんも使いやすいのではないかと，薬剤師は考えます．具体的には，維持療法と頓用使用を別の薬袋に入れることや，デバイス本体にシールを貼って区別することでしょう．そうした工夫をすることで，残薬の状況を把握しやすく，目に見える形で客観的に残薬の判断がしやすくなると考えます．また，使用状況も把握しやすくなります．シムビコート®は，残りの吸入回数が明確に記載される訳ではありませんが，おおよその使用状況を把握することができます．維持療法を指示通り使用しているのか，または，頓用吸入は2カ月で何回程度使用しているのか，把握することが可能となるのです．

■ 電子処方箋導入後に予想される変化

　電子処方箋になることで，検査値や病名，処方意図を記載しやすくなることが想定されます．今回の処方箋でいえば，気管支喘息に関連した検査値を記載していただけると，患者さんの発言の根拠として，検査値を活用することも可能になります．薬剤師も疑義照会の際に，形式的な要素の割合が減り，より薬学的な要素が増え，患者さんのための薬物療法の提供に繋がると考えられます．

〔町田和敏〕

JCOPY 498-12018

38 用法用量が承認用法と異なる場合

事例処方箋の提示

● 40歳代　男性

Rp.1　アレロック®錠5mg　1回1錠
　　　　　　　　　　　　1日2回　朝夕食後　　14日分

　　　　　　　　　　　以下余白

事例処方箋の問題点

　40歳代，男性．残業により，夕飯を摂ってから再度仕事をすることが多々あるようです．電車通勤で，職業は運転など機械操作を伴う職業ではありません．春先のスギ花粉によるアレルギー性鼻炎に対して，処方されました．アレロック®錠（オロパタジン塩酸塩）は添付文書上，朝および就寝前の1日2回投与と決められています．

　アレロック®錠の成分であるオロパタジンは，オロパタジン5mgを朝夕2回4週間連続投与した場合，H_1受容体占拠率は，オロパタジン5mg単回投与に比べて15%から55%に増大すると報告[1]されており，その鎮静性には十分注意が必要と考えられます．添付文書上では「自動車の運転等危険を伴う機械の操作には従事させないよう十分注意すること」と記載されております．

　薬局のレセプト請求時には，保険審査の返戻・査定をさけるために，疑義照会が必要になりその結果をコメントとして記録する必要があります．

　さて，この患者さんにインタビューしたところ，就寝前服用は以前も試したが，どうしても飲み忘れが生じてしまうので医師に相談して，夕食後に変更になった経緯があるとのことでした．服用中の眠気，集中力の低下の自覚はありませんでした．

　このように，患者さんと医師の診察時の内容を聴取しても，念のため疑義照会で確認をしなければなりません．

保険適用上，妥当と考えられる記載例

● 40 歳代　男性

Rp.1　アレロック®錠 5mg　1 回 1 錠
　　　　　　　　　　　　　1 日 2 回　朝就寝前　　14 日分

以下余白
コメント：就寝前は，飲み忘れ防止のため夕食後でも可.

解説

　　上記のコメントがあれば，処方箋を受け取った時に服用時点について，ある程度幅を持たせた指示となっており，患者へのインタビューもスムーズに行うことができると考えます.

　　また，すでに医療機関側の疑義照会簡素化プロトコルの策定がなされているところもあります. 平成 22 年 4 月 30 日付厚生労働省医政局長通知「医療スタッフの協働・連携によるチーム医療の推進について」より，患者さんへの薬学的ケアの充実および処方医師の負担軽減を図る目的で，包括的に薬剤師法 23 条 2 項に規定する「医師の同意が得られたもの」として扱い，「院外処方箋疑義照会簡素化プロトコル」の運用を行うものです.

　　もちろん，承認された用法・用量に基づくものとなりますが，今回の処方例のように，処方コメントを追加する対応を取り決めておくことにより，よりスムーズに患者への服薬指導を行うことができると考えます❶.

　　今後，電子処方箋に移行する際には，せめて，今回のケースのような処方では疑義照会しなくてもよいような仕組みづくりを希望するところです. あわせて PHR（personal health record）の導入により，患者の同意のもとではありますが，保険薬局では知りえなかった病名や，病状の経過の情報を得ることができれば，薬局薬剤師も病院薬剤師と同じ情報で連携をとりながら薬物治療における患者フォローを行うことが可能となります.

---

❶本事例は薬学的な妥当性に関する疑義とは異なる，明らかな形式的疑義である. 薬剤師，医師，双方にとっても大きなメリットは期待しづらい疑義だけに，電子処方箋の普及に伴う状況改善が期待される.

電子処方箋導入後に予想される変化

　今後開始される電子処方箋では，形式的な疑義照会を削減する取り組みがみられ，医師の処方時に，電子処方箋管理サービス側で入力項目に不備がないかを確認し，重複投薬等のチェックを実施し，重複ありで処方する場合はその意図も登録できることになるようです．

　今回のアレロック®錠の事例のように，承認された用法と異なる用法でのチェックが電子処方箋管理サービスにおいてかかるようになれば，前項で述べたように医師のコメントを登録することで，薬剤師側が意図，背景を理解できるため，こうしたケースの疑義照会件数も削減できると期待します．

■ 文献

1）谷内一彦. 総説 薬理作用から見た理想的な抗ヒスタミン薬治療. 日耳鼻. 2020; 123: 196-204.

［小笠原まりあ］

39 湿布の日数, 部位, 使用量の記載が不十分

事例処方箋の提示

● 55 歳　男性

Rp.1　【般】ロキソプロフェンナトリウムテープ 100mg （非温感）　63 枚
　　　　　　　　　　　　　　　　　　　　1 日 1 回　腰　　56 日分

以下余白

事例処方箋の問題点

　2016 年の診療報酬改定において, 湿布薬の処方に対して, ①「医薬品名, 投与数量」に加え, ②「1 回あたりの使用量及び 1 日あたりの使用回数」または「投与日数」を記載することになっています.

　本事例における保険調剤上の問題点として,「投与日数」を処方箋に記載した場合,「投与数量」を変更した際に「投与日数」が変更されておらず, 前回処方の日数のまま処方箋に記載され, 処方量と日数が一致しないことから疑義が生じてしまいます.

　疑義照会の例として,「ロキソプロフェンテープですが, 63 枚の処方に対して, 56 日分となっております. 1 日 1 回ですので, 63 日分に変更してもよろしいでしょうか?」という問い合わせが来ることが予想されます.

　なお, 2022 年の診療報酬改定において, 医科のレセプトの「摘要欄」にはこの記載は不要になっています (「処方欄」には引き続き必要です).

調剤の都合上, 妥当と考えられる記載例

・投与日数を記載した場合

Rp.1　【般】ロキソプロフェンナトリウムテープ 100mg （非温感）　63 枚
　　　　　　　　　　　　　　　　　　　　1 日 1 回　腰　　63 日分

・「1回あたりの使用量および1日あたりの使用回数」を記載した場合

> Rp.1 【般】ロキソプロフェンナトリウムテープ100mg（非温感）　63枚
> 　　　　　　　　　　　　　　1日1回　両膝　　1回2枚
> または
> Rp.1 【般】ロキソプロフェンナトリウムテープ100mg（非温感）　63枚
> 　　　　　　　　　　　　　　1日1回　両肩, 腰　1回3枚
>
> 以下余白

問題解決策

この問題に対しては，いくつかの解決方法があると考えられます．

> ・投与日数を記載する場合
> 「投与数量」と「投与日数」はセットであることを認識していただく．
> ここがずれると別の患者さんの診察中に問い合わせの電話が来てしまうことは生産性の面からも好ましいことではないと考えられます．
> ・「1回あたりの使用量および1日あたりの使用回数」を記載する場合．
> 「投与日数」を記載しないパターンです．投与日数を記載しないことは，保険調剤のルール上は問題ありません．しかし，残念ながら薬局側において投与日数が必須であると勘違いしている場合，疑義照会が来てしまう可能性があります．

■ 電子処方箋導入後に予想される変化

予想の域を出ませんが，電子処方箋発行の際，用法に不備がある場合には処方箋が発行できない設定になるかもしれません．

今回のケースにおいては投与日数や1日あたりの使用回数なども用法に含まれれば，ズレがあった時にエラーが出て訂正できれば良いのですが，どこまで実装されるのか不明です[1]．

［髙野浩史］

---

[1] 本事例は形式的疑義照会の典型であり，医師の処方意図が適切に処方箋に反映されるようなシステムが実装されれば，原理的に生じ得ない疑義である．電子処方箋の導入によって，このような疑義が大きく減少することを期待したい．

40 外用薬の処方単位の記載が不十分

事例処方箋の提示

● 72歳 男性（爪白癬）

Rp.1 【般】エフィナコナゾール爪外用液 10％ 　　2本
　　　　　　　　　　　　　　　1日1回　　足爪全体に塗布

　　　　以下余白

※薬剤服用歴および患者からの聞き取りにより，前回までは 3.56g（4mL）1 本
の処方だったことを確認.

事例処方箋の問題点

　外用薬だけに限ったことではありませんが，処方箋の記載で問題となるものの一つに"薬価算定単位"[1] があります．これは薬剤の支給（保険適用）に要する単位のことです．よりわかりやすいように点眼薬を例にあげますと，ヒアルロン酸 Na 点眼液 0.1％の薬価算定単位は「瓶」です．一方，モキシフロキサシン点眼液 0.5％の場合は「mL」です．さらに，レバミピド点眼液 UD2％は「本」です．このように薬剤ごとに保険請求申請に係る単位が異なります．

　本事例のエフィナコナゾール爪外用液の薬価算定単位は「g」です．以前までは用量が 2 本と記載されていても，販売されていたのが 3.56g（4mL）/ 本のみであったため判断できましたが，2022 年 4 月に 7.12g（8mL）も販売開始されたことから判断が困難となりました．とはいえ，規格が 1 つであっても「処方用量は 3.56g を 2 本（計 7.12g）でよろしいでしょうか」といった用量についての形式的な疑義照会が必要となります．また使用部位についても，両足なのか片足の爪なのか不明です．もちろん服薬指導時に確認はしますが，患者の認識と医師の認識が異なる場合があるため，また処方箋の使用部位が不明確な場合はそもそも疑義照会の対象となります．したがって，いずれにせよ疑義照会が

必要となります．その程度で律儀に疑義照会する必要はないのではないか，というご意見もあると思います．しかし過去の失敗経験から，外用薬の使用部位についても医師に確認するようになりました．具体例をご紹介します．

　足爪白癬のためにルリコナゾールを使用していた80歳の女性，処方箋の用法は「1日1回患側の足爪に塗布」でした．服薬指導の際に，右足の人差し指であることを聞き取り，用法を説明して服薬指導を終えました．3カ月ほど同じ処方が続いたところで，用法が「1日1回左足の爪に塗布」と明記されるようになりました．詳しく話を聞いてみると，患者が爪白癬だと思っていたのは爪甲白斑であり，爪白癬だったのは左足の人差し指でした．たまたま同じ指であったこと，医師は診察の際に両足を診ていたことから患者が左右を間違えたようです．これを機に外用薬の使用部位についても医師に確認するようになりました．

保険適用上，妥当と考えられる記載例

● 72歳　男性（爪白癬）

Rp.1　【般】エフィナコナゾール爪外用液 10%　　7.12g（8mL）
　　　　　　　　　　　　　　　　1日1回　　右足の爪全体に塗布
　　　　　以下余白

解説

　爪真菌症（爪白癬）と一言でいっても鑑別は容易ではありません．医師であっても爪の色や変形だけで鑑別することは難しいとされています．爪の変色としては，爪白癬の他，爪甲白斑や爪の損傷，爪の先天異常，乾癬，扁平苔癬など，様々な原因があり，さらには薬剤や感染症が原因となることもあります．爪変形についても，爪白癬の他に掌蹠膿疱症や尋常性乾癬，扁平苔癬，厚硬爪甲，爪下腫瘍など数多くの疾患が原因となることがあります．したがって，爪白癬の確定診断のためには真菌検査を行う必要があります．ちなみに爪白癬の外用薬治療を保険適用で行う場合は，直接鏡検または培養などにより爪白癬と確定診断する必要があります．

今回の処方における医師の処方意図は,

① 両足の爪を検査したところ右足の爪に爪白癬が認められた
② エフィナコナゾールで治療効果が得られたことから, 受診間隔をのばすために用量を増やしたい
③ 新規格として7.12g (8mL) 発売の情報を知り処方した

という3点であることを疑義紹介で確認することができました.

外用薬を処方する場合には, 正しい記載例で示したように"薬価算定単位", そして使用部位を明確に記載するとよいでしょう. そうすることで, 薬剤師が服薬指導する際に使用部位のダブルチェック, 患者の治療理解度を把握することができるだけでなく, 医師への形式的な疑義照会や患者への必要以上の聞き取りなどを行わずに済むようになります. また, 薬局側のレセプトへの記載も正確性を増すことができます.

爪白癬の治療期間は, 爪の状態や治療薬により異なりますが, 1年など年単位の治療が必要となることがあります. 薬剤による治療効果を最大限引き出すためには, 患者による薬剤の継続使用が重要となります. したがって, 治療の障壁となるのは患者の自己判断による治療中止です. 前述のとおり, 爪白癬は爪の状態が変化することもあるため, 素人でも患部の変化を確認することができます. そのため, 白癬菌が残存していたとしても爪が生え変わることで外見上は爪白癬が治癒したように受け取れてしまいます. したがって, 医療従事者の教育による患者の病識向上が重要となります. 形式的な疑義紹介を減らすことで, 目の前の患者への服薬指導の時間を増やせるなど, 薬剤師本来の職能をより発揮できるようになると考えます.

■ 電子処方箋導入後に予想される変化

電子処方箋が導入されても, 本事例のような形式的な疑義紹介は発生する可能性が高いと考えられます. 病院ごとに独自の処方ルールがあり, 電子カルテのマスター制御で, あえて"薬価算定単位にしていない"場合もあるためです. 保険診療における"薬価算定単位"については, レセプトコンピュータでマスター制御して, これを用法や用量に反映させた電子処方箋を薬局に送れば, 形式的な疑義紹介を減らすことができるかもしれないですね❶.

■文献

1) 厚生労働省薬価算定の基準について. 中医協. 総 -2-1. 平成 31.2.13.

［根本真吾］

❶薬価算定単位の問題は，紙媒体の診療録を使用している医療機関においては，処方医が意図していない薬剤量処方の原因となることもある. 例えば，ラタノプロスト点眼液は薬価算定単位が「mL」であるが，同薬は点眼液 1 本あたり 2.5mL 製剤となっている. 一般的に点眼液は 5mL 製剤が多く，処方医がラタノプロスト点眼液を 1 本 5mL と思い込み, 2 本（計 10mL 想定）の処方指示をした場合, 事務方で処方箋を発行する際には 2.5mL 製剤 2 本で処方入力されてしまい，医師が意図した量の半分となってしまう.

41 インスリンの用法記載が不十分

事例処方箋の提示

●42歳 女性（2型糖尿病）

Rp.1 【般】リナグリプチン錠5mg　1錠
1日1回　朝食後　　14日分
Rp.2 【般】インスリン アスパルト BS注ソロスター®　300単位　1キット
1日3回　医師の指示通り（5-5-5-0）
Rp.3 【般】インスリン グラルギン BS注ミリオペン®　300単位　1キット
1日1回　医師の指示通り（0-0-0-25）

以下余白

※ 2型糖尿病と診断され，食事療法，運動療法に加え DPP-4阻害薬であるリナグリプチンで薬物療法を行っていたが，8週間後，空腹時血糖および HbA1c が上昇したため糖尿病教育入院を選択したこと，製剤および投与量は退院時と同様であることを薬剤服用歴および患者からの聞き取りで確認．

事例処方箋の問題点

　経験上の話ではありますが，インスリンの初回導入において，患者は糖尿病教育入院を利用することが多いように思います．糖尿病教育入院とは，病識として糖尿病がどのような病気かを知ったり，治療方法やシックデイ時の対応など糖尿病とどのようにつきあっていけばいいかを理解・実践できるようになったりと，患者自身が糖尿病について学ぶきっかけとなることを目的に実施される教育プログラムです．糖尿病は血糖管理などを上手くコントロールすることができれば，健康な人と変わらない生活を送ることができます．

　しかし，糖尿病についての理解や自己管理が十分でない場合，低血糖やケトアシドーシスにより緊急搬送されることがあります．糖尿病性昏睡が悪化すると最悪死に至ることもあります．これを防ぐ為には糖尿病に対する病識，生活習慣や血糖コントロールを含めた自己管理方法について患者自身が学び継続的に実践していく必要があります．薬物治療の中でも特に，インスリンは血糖の

急激な降下を引き起こす可能性があり，他の治療薬よりも低血糖による意識障害リスクが大きいため，インスリン製剤の特徴や使用方法について学ぶために教育入院が選択されていると考えます．

今回の事例では，リナグリプチンによる血糖コントロールが良好でないことから，超速効型インスリン製剤であるインスリン アスパルト注および基礎インスリン製剤であるインスリン グラルギン注が追加処方されていますが，これは糖尿病教育入院時と同様の処方であることを患者への聞き取りで確認できています．病院の院内採用薬と外来処方箋の採用薬が異なることがあるため，糖尿病教育入院後の外来処方箋に記載されているインスリン製剤自体が誤っていないかの確認を行った方がよいでしょう．また稀にではありますが，退院時にインスリンの用量が変更となっている場合に外来処方箋に反映されていないことがあるため，インスリンの投与量についても念のため確認した方が良いでしょう．

基本的なことではありますが，注射薬では1回あたりの投与量，使用回数，使用時点等を処方箋に記載する必要があります．今回の処方の場合，インスリン アスパルトの用法として「1日3回 医師の指示通り（5-5-5-0）」の記載から，正しくは「朝昼夕 食直前 各5単位」であると推測できます．同様にインスリン グラルギンでは「就寝前 25単位」であると考えられます．しかし，このような場合であっても，形式的な疑義照会として「インスリン アスパルトの投与タイミングは，食事に合わせて朝，昼，夕，食直前に各5単位，インスリン グラルギンは就寝前に25単位でよろしいでしょうか」といった問い合わせが必要となります．

保険適用上，妥当と考えられる記載例

● 42歳 女性（2型糖尿病）

Rp.1 【般】リナグリプチン錠 5mg 1錠
　　　　　　　　　1日1回 朝食後 14日分
Rp.2 【般】インスリン アスパルト BS 注ソロスター® 300単位 1キット
　　　　　　　　　1日3回 朝昼夕 食直前 各5単位
Rp.3 【般】インスリン グラルギン BS 注ミリオペン® 300単位 1キット
　　　　　　　　　1日1回 就寝前 25単位

　　　　　　　以下余白

解説

　近年では「医師の指示通り」という記載はだいぶ減ったように思います．しかし，稀にではありますが，いまだにこのような処方箋に出会うことがあります．地域によっては，"外用薬の使用部位の記載がない"場合や，用法を口頭で患者に指示した場合の"用法空欄"などに対応するために「用法記載の補完」を目的とした疑義紹介簡素化プロトコル（あるいはプロトコール）を定めているところもあります．

　疑義紹介簡素化プロトコールについては，2010年4月30日付で発出された厚生労働省医政局長通知[1]をベースにしています．この通知を日本病院薬剤師会が解釈と具体例をまとめていますので，こちらの方が有名かもしれません[2]．

　プロトコールに基づく薬物治療管理（PBPM）の実践は，薬剤師に認められている現行法の業務の中で，医師と合意したプロトコールに従って薬剤師が主体的に実施する業務を行うために薬剤師の専門能力に基づく薬物治療の高度化や安全性確保，医師の業務負担軽減など，医療現場の課題解決の手段の一つとして期待されています．薬局薬剤師の業務におけるPBPM導入の具体的な効果としては，①調剤上の典型的な変更に伴う疑義照会が減る，②これにより患者への薬学的ケアの充実および処方医や保険薬局の負担軽減を図る，以上の2点があげられます．しかし，このような対応策が講じられていない場合には，患者に確認が取れていたとしても，形式的な疑義紹介が必要となります❶．

　今回の事例では，注射薬の用法の記載が不十分であることから形式的な疑義紹介が必要となりましたが，前述のとおり，インスリン製剤と投与量の確認をあわせて行うことで，薬物治療における患者の安全性を向上できると考えられます．特に今回のような強化インスリン療法を行う場合，低血糖性昏睡を防ぐことが非常に重要となります．形式的な疑義紹介をそのまま形式的に終わらせるのではなく，患者の薬物治療を向上させるためのコミュニケーションの一環として行うことにより，得られる益は違ったものになるかもしれません．

❶薬剤師法25条には「薬剤師は，調剤した薬剤の適正な使用のため，販売又は授与の目的で調剤したときは，患者又は現にその看護に当たっている者に対し，必要な情報を提供し，及び必要な薬学的知見に基づく指導を行わなければならない」と定められており，患者に対して用法用量等の説明を行うことは薬剤師の法的義務である．そのため本事例では，患者に対して「医師の指示通り」の用法説明をするためにも，当該情報に関わる形式的疑義を行わなければならない．

■ 電子処方箋導入後に予想される変化

電子処方箋が導入されても，本事例のような疑義紹介は発生する可能性が高いと考えられます．電子カルテのマスター制御が必要となるためです．電子カルテのメンテナンスは時間がかかることが予想されるため，形式的な疑義紹介を回避するためには，地域ごとのプロトコール作成など別の解決策を講じたほうがよいかもしれないですね．

■ 文献

1) 厚生労働省. 医療スタッフの協働・連携によるチーム医療の推進について.〈https://www.mhlw.go.jp/shingi/2010/05/dL/s0512-6h.pdf〉
2) 日本病院薬剤師会. プロトコールに基づく薬物治療管理（PBPM）の円滑な進め方と具体的実践事例（Ver.1.0）.〈https://www.jshp.or.jp/content/2016/0331-1.html〉

［根本真吾］

42 インスリンの 「医師の指示通り」 の記載

事例処方箋の提示

● 65 歳　男性

ノボラピッド®注フレックスタッチ®　2 本	医師の指示通り使用
以下余白	

事例処方箋の問題点

　糖尿病に対する処方箋です．ノボラピッド®（インスリン　アスパルト）の用法が「医師の指示通り」となっており[1]，保険調剤の観点から考えると不備があります．1 日の注射回数や 1 回の単位の記載がないため，用法の確認のための形式的な疑義照会が増える事例と考えられます．

　薬剤師は，目の前の患者さんが薬を処方箋の用法通りに服用しているか，服用した結果として効き目が発揮されているのかを常に確認しています．インスリン製剤であれば，空打ちをしているのか，単位は間違えずに使用できているか，デバイスの使用に問題はないか，など薬の適正使用に必要な患者情報を収集ます．このような確認作業は，主に患者さんとの対話により行いますが，患者さんの背景や性格によっては難しい場合があります．寡黙な性格，時間的余裕がなく急いでいる人，薬剤師を信頼していない人など，対話自体が難しいことも多いからです．

　また，そもそも医師が確認しているのだから薬剤師が確認する必要はない，

[1]「事例 41：インスリンの用法記載が不十分」と同様の事例である．この場合の不備とは，薬剤師法 25 条の「薬剤師は，調剤した薬剤の適正な使用のため，販売又は授与の目的で調剤したときは，患者又は現にその看護に当たっている者に対し，必要な情報を提供し，及び必要な薬学的知見に基づく指導を行わなければならない」が法的根拠となっている．患者に対して「医師の指示通り」の用法説明をするためにも，当該情報に関わる形式的疑義を行わなければならない．

と考える医療従事者の方もいらっしゃいます．確かに，患者さんのタイプに
よっては，そうした状況もあるのは事実です．しかし，医師の前と薬剤師の前
では言うことが異なる患者さんがいるのもまた事実であり，そうした様々な患
者さんがいることを考えると，薬剤師が確認する意義もあるといえると思いま
す．

　前置きが長くなりました．今回の事例では「医師の指示通り」だけでは，薬
剤師が服用状況や効果を確認しようにも，そもそもどんな用法を指示している
のかわからない状況にあります．また，用法用量の確認以外にも，薬剤師に
よっては，患者さんの薬に対する理解度や気持ちにフォーカスすることがあり
ます．インスリン製剤であれば，そもそもなぜ注射剤を使用しているのか理解
していない方，注射剤への抵抗感を薬局にて吐露される方，など様々な方がお
られます．こうした患者背景を確認し，服薬説明に役立てるためにも，やはり
医師の指示通りだけでは，難しい場面があると思います．

保険適用上，妥当と考えられる記載例

● 65 歳　男性

ノボラピッド®注フレックスタッチ®　２本　　１日３回毎食直前注射
（朝３単位・昼４単位・夕２単位）

以下余白

備考：間食直前２単位使用・炭水化物を食した際に２単位使用するよう患者
　　　には指示しています．

解説

　この事例は，実際に私が経験したものです．形式的な疑義照会をした際に回
答いただいた内容は前記備考欄の通りです．医師の指示とは，間食時や食事内
容によりインスリンを追加させるというものでした．処方医が糖尿病の専門医
であり，回答を聴き，納得したのを覚えております．処方医の指示を，すべて
処方箋上の用法記載欄に反映するのが難しいという理由から「医師の指示通り」
という用法になったと推察されたため，保険調剤の規則を説明した上で，正し
い記載例を提案させていただきました．

　今回の事例に限らず，保険診療や保険調剤上の規則に合わない状況に遭遇す
ることがあります．医師と患者との間で交わされた口頭でのやり取りの内容と，

処方箋上の用法の記載とが合致しないケースなどが典型的かもしれません．薬局で薬剤師との対話の際「医者が言っていたことと違う」と患者さんから言われることがあります．処方や治療の内容にもよりますが，医師と薬剤師が語る内容にズレがあることは，一般的にはよろしくないこととされます．そうした状況にならないようにするために，処方箋の備考欄を上手に活用していただけると，よいのではないでしょうか．仮説でも構いませんので，どのような意図で処方箋を発行したか書いていただけると，我々薬剤師としても助かります．単に形式的な疑義照会が減るだけではなく，患者の理解度をはかる機会になったり，医師と薬剤師の協働という観点からも，より良い状況を招いてくれると思います．

電子処方箋導入後に予想される変化

現状では，医師の処方意図が不明な状態で，医薬分業がなされています．そうした状況は，疑義照会の数が増える要因といえるのではないでしょうか．電子処方箋には，医師の処方意図を記載することができる，と厚生労働省の資料に記載があります．そのため，処方意図の情報共有の課題は，解決に繋がりそうな気もしています．

しかし，今後は，医療従事者の思考過程を言語化する力や，書かれていることを読み解く解釈力が求められるのかもしれません．医師で考えると，処方意図という思考過程を，どう言語化するのかが問われているともいえるでしょう．頭の中の暗黙知を，言語化することで形式知にする，ともいえるかもしれません．薬剤師側も，そうした言葉を読み解き，その上で，薬剤師の思考を，口頭なり文章なりで表現することが求められるのではないでしょうか．そんなことを想像しております．

［町田和敏］

43　経腸栄養剤の味の指定

事例処方箋の提示

● 75歳　女性

Rp.1　【般】経腸成分栄養剤（2─2）液　500mL

　　　　　　　　　　　　　　　1日2回　朝夕食後　　14日分

＊フレーバーはアソートでお願いします．食事が摂れるときは適宜調節可能．

以下余白

※次回の診察日が実際は，14日後ではなく21日後であった．次回受診予約票を患者と一緒に確認したところ発覚した事例です．

事例処方箋の問題点

　外来・在宅対応の共通事項として次回受診日の確認が十分でない場合，患者の手持ちの薬剤が受診日を待たずに残薬切れを起こしてしまう可能性があります．今回のように，処方コメントによる適宜調節指示がありますと，スキップや減量したことを想定した残薬日数（残薬を考慮した処方日数）と考えることもできます．しかしながら，調節することなく指示通り服薬した想定となると残薬不足を起こしてしまう可能性もあります．いずれにしても，薬剤師側の判断においては，処方通りの日数でよいかどうかの疑問が生じてしまいますので疑義照会の対象となります❶．筆者もこの手の処方日数間違いに気づくことができず，患者宅を訪問したところ，処方日数不足に気が付き再訪問をした苦い経験があります．内服の残薬切れにより体調変化に影響するような事例も少なくありません．たかが，処方日数されど処方日数と考えています．電話による疑義照会にて処方日数を延長した事例ではありますが，医療機関によっては，

---

❶適宜調整可能のコメントで疑義が生じるかどうかは，調剤を担当する薬剤師の経験にも大きく左右される可能性がある．しかし，患者にとって次回の予定診察日までに十分な薬が手元にないことは，小さくない不安要素であろう．本事例は，臨床経験が豊富な薬剤師だからこそ生じた疑義ともいえる．

備考欄を利用して次回受診（往診）日を記載して，自己点検を行う医療機関もあります.

調剤の都合上，妥当と考えられる記載例

● 75歳　女性

Rp.1 【般】経腸成分栄養剤（2―2）液　　500mL
　　　　　　　　　　　　　　　　1日2回　朝夕食後　　21日分
＊フレーバーはアソートでお願いします. 食事が摂れるときは適宜調節可能.
＊次回往診日，3週間後○／○

以下余白

※疑義照会ではないですが，フレーバーの指定などをフリーコメントで明確にされている事例（コーヒー多め，バニラは苦手，ストロベリー以外など）です. 処方指示が明確になりますので，情報共有ともなりますし，薬局もその後の対応（在庫管理や調剤変更など）がしやすくなります. 用量指示も，1日最大500mLです. 食事摂取可能な場合，250mLを適宜調節などの指示も明確な指示となっています. このフレーバー指定指示も，医師の裁量でバニラやコーヒーの味指定で処方された場合，フレーバー限定となりますので，服薬指導時の患者からの聞き取りのタイミングで味の変更要望が生じますと疑義照会の対象となります. 本事例のようにアソートで味Mixなどの指示にしておくことで薬剤師⇔患者側での選択の自由度が高くなります.

解説

　処方コメントあるいは備考欄に，次回往診日（受診日）を記載することで医療機関サイドでも処方日数と次回受診日の突合が可能となります. 発生頻度や要因としては，通常の処方サイクルが2週間である場合，5週ある月や5週をまたぐ月にこの事象が発生しやすくなります. Do処方のための転記において，日数修正をしないが故に発生していることも多いです. 薬剤師側の点検では，これらを想定して患者や家族，あるいは受診予約票の確認などのフォローアップも必要となります. ただし，次回往診日（受診日）については，医療機関サイドによる別紙の通知書や予約票を作成されていることがほとんどですので，薬局薬剤師側で患者や家族に直接確認をすることが重要と考えています.

[鈴木邦彦]

44 追加処方薬の 一包化指示の消し忘れ

事例処方箋の提示

● **75歳　男性**

一包化
Rp.1　【般】ゾルピデム酒石酸塩口腔内崩壊錠 5mg　1回1錠（1日1錠）
　　　　　　　　　　　　　　　　　　　1日1回　就寝前　　30日分

　　　　　　以下余白
備考：睡眠状況に応じて調節服用してください

※普段は一包化で調剤しているが，就寝前の薬剤は本人が調節服用を実施することに加え，薬剤吸湿性を加味し，PTPで調剤している．

事例処方箋の問題点

　一包化指示は，処方箋に記載された内服薬全体にかかる指示内容です．一包化指示がある場合，基本的に処方箋に記載されている全薬剤を直接の被包（PTPなど）から薬を取り出して行うことが想定されています．しかし，口腔内崩壊錠や高度の遮光が求められる薬剤は，PTPから取り出すことで薬剤の安定性が低下し，含量低下等のリスクが考えられます．また，休薬が容易に想定される薬剤や，PTPから取り出すことで調剤者・介護者など患者さん本人以外への曝露リスクが高まる抗がん剤などは，あえてPTPのまま調剤することがあります．厚生労働省保険局医療課は2015年，処方薬を一包化する場合，吸湿性が強い等の理由で直接の被包（PTP）から取り出すことができない薬剤をPTPで交付するなど，一包化とは別にした場合でも，その薬剤を除いて一包化した部分が算定要件を満たしていれば，「一包化加算」を算定できるとの疑義解釈を示しています．

　今回の処方内容では，そもそも医師から「調節服用する」という指示があり，場合によっては長期的な保管が想定されます．PTP誤飲の可能性がある，リウマチやパーキンソン病などでPTPから薬を取り出すことが困難であるなら，

それでも一包化を行う必要性が考えられます．一方，PTP から取り出すことに問題はなく，誤飲の可能性もないならば，薬剤の状態によっては PTP で調剤する方が薬剤の安定性が確保されるため，PTP による調剤が推奨されます．

　一包化の指示があり，一包化する薬剤と PTP で調剤する薬剤が混在するのであれば，たとえ PTP で調剤する薬剤があっても医師の一包化指示は満たされた，とみなされます．しかし，一包化の指示があるにも関わらず処方箋の全薬剤を（例え 1 剤であっても）PTP で調剤することは，医師の指示に反することとなります．そのため，剤数が少ない処方内容で，かつ PTP のみで調剤する薬剤の処方箋に一包化の指示がついているなら，一包化の指示を削除していただくよう，薬剤師として医師へ疑義照会が必要となります❶．

保険適用上，妥当と考えられる記載例

● 75 歳　男性

Rp.1　【般】ゾルピデム酒石酸塩口腔内崩壊錠 5mg　1 回 1 錠（1 日 1 錠）
　　　　　　　　　　　　　　　　　　　1 日 1 回　就寝前　　30 日分

　　　　　　　　　　以下余白
備考：睡眠状況に応じて調節服用してください
　　　この Rp.1 は PTP で

解説

　調節服用が必要となる薬剤や，一包化に入れると休薬が必要となった時に困るため一包化から外してほしい薬剤などに対し，別包の指示を追加する，PTP 調剤の指示を追加することで，調剤する薬局も医師の意図をくむことができます．もし一包化指示を残したまま PTP 調剤指示を追加すると，矛盾が生じるため，どちらが正しいのか疑義照会により確認する必要があります．

　いつも通っている薬局へ続けて処方箋を持ってきていただけるなら，その患者さんの調剤方法をわかった上で調剤を行います．しかし，いつもと違うとこ

---

❶調剤報酬を算定する薬局側の都合上，一包化調剤は医師の指示のもとに実施されなくてはならない．処方医が治療上の必要性，服薬管理に係る支援の必要性を認めた場合のみ算定要件を満たす報酬体系となっており，一包化しない薬剤が存在する場合は，その合理的な理由について，処方医の指示を仰ぐことになる．算定要件を満たすための極めて事務的な照会事項であるがゆえに，処方箋備考欄の活用が望まれる．

ろへ処方箋を持っていかれた場合，普段どのように他薬局で調剤を行っているかはわかりません．薬局側としては可能な限り，普段の調剤方法に関し薬剤を管理している方へ確認しますが，代理の方が来局されたり，本人から直接話が聞けなかったり，薬剤を管理している方へ確認できない場合，受け付けた薬局としてはまず処方箋通りに調剤を行います．そのため，調剤後に実は PTP が良かった，別包でもらっているなどの訴えを耳にするため，調剤をやり直すことにもなりかねません．

　これは一包化，PTP の指示に限らず，別包，簡易懸濁，粉砕などの指示に関しても同様です．通常と異なる調剤方法が発生する場合，その指示を処方箋に記載していただくことで，誤解が少なく調剤することが可能となります．

〔田丸蓉子〕

45 在庫，流通による製剤変更

事例処方箋の提示

●68歳　女性

Rp.1　エペリゾン塩酸塩錠50mg「トーワ」　3錠　分3　毎食後
Rp.2　セレコキシブ錠100mg「トーワ」　2錠　分2　朝夕食後

以下余白

事例処方箋の問題点

　2020年12月の小林化工の医薬品混入事案を皮切りに，2020年2月の日医工によるGMP違反の発覚により，需要と供給のバランスが崩壊し，各地で後発医薬品が入手できない状況になりました．

　現行の制度では，後発医薬品が処方されている場合，先発医薬品への変更については疑義照会が必要になります（一般名処方の場合は先発，後発どちらも選択可能のため疑義照会は不要）．広域病院などでは採用薬の関係で一般名処方ではなく，後発医薬品の銘柄指定で処方されている場合が多く，出荷調整の関係で先発医薬品しか入手ができない場合，薬学的な理由ではない疑義照会が発生します．流通状況の変化は目まぐるしく，毎回のように疑義照会しなければならない場面も想定されます．

　疑義照会の例として，「エペリゾンですが，流通困難のため，先発医薬品のミオナール錠で調剤してもよろしいでしょうか？」という問い合わせをすることになります．多忙な診療時間の中で，このような疑義照会が増えることは，医師・薬剤師双方の生産性の低下が懸念されます．

保険適用上，妥当と考えられる記載例

> Rp.1 【般】エペリゾン塩酸塩錠 50mg　3 錠　分 3　毎食後
> Rp.2 【般】セレコキシブ錠 100mg　2 錠　分 2　朝夕食後
> もしくは
> Rp.1 エペリゾン塩酸塩錠 50mg「トーワ」　3 錠　分 3　毎食後
> Rp.2 セレコキシブ錠 100mg「トーワ」　2 錠　分 2　朝夕食後
>
> 　　　　　　　　　　　以下余白
> 備考：流通困難等による先発医薬品の変更可

問題解決策

　　この問題に対しては，病院と診療所の 2 つの解決策が考えられます．

　　病院ではすでに調剤薬局に対して「後発医薬品から先発医薬品の変更については患者の同意が得られれば疑義照会不要」という広報がなされている場合もあります．また，個別に疑義照会プロトコールを作成し，調剤薬局との合議によって変更調剤におけるルールを決める場合もあります．もしくは，処方箋の備考欄に「流通困難による先発医薬品への変更可」と記載していただくと，形式的な疑義照会は減ると考えられます．

　　診療所の場合は，一般名処方をすることにより，この問題は解決します❶．

[髙野浩史]

---

❶後発医薬品の供給不足は 2023 年 7 月末においてもなお続いている．一部医薬品については，安定的な供給を回復した品目もある一方で，今後も持続的な供給不足が懸念される．後発医薬品の銘柄指定処方は，この在庫の確保が難しい状況にあっては，形式的疑義照会の対象とならざるを得ない．一般名による処方は医師・薬剤師の双方にとって業務効率を高めるものと思われる．

46 徐放錠に粉砕指示が入った場合

事例処方箋の提示

● 90歳　女性

Rp. 1　トビエース®錠 4mg　1T（粉砕）1回 1錠

　　　　　　　　　　　　　　　　　　1日1回　夕食後　　14日分

　　　　　以下余白

※特別養護老人ホームに入所中の患者さんです．処方薬は前回通りですが，嚥下困難がみられるようになり，今回の定期処方から粉砕指示が追記されました．

事例処方箋の問題点

　特別養護老人ホームに入所できるのは，要介護3以上とされています．この患者さんも，高齢で，脳血管疾患の既往歴があり，生活全般において介助が必要な方です．こういった患者さんの場合，嚥下困難に至ることが多く，服薬介助に関わる施設スタッフから医師に訴えがあり，事例のような処方箋が発行されることがあります．

　薬剤師の観点で粉砕調剤に関する問題点を 図1 に示します．本事例のトビエース®（フェソテロジンフマル酸塩）錠は徐放性製剤です．添付文書（2022年9月改訂）を参照しますと，14. 適用上の注意の項目に以下の記載があります．

> 14.1.3 本剤は徐放性製剤であるため，割ったり，砕いたり，すりつぶしたりしないで，そのままかまずに服用するよう指導すること．割ったり，砕いたり，すりつぶしたりして服用すると，本剤の徐放性が失われ，血中濃度が上昇するおそれがある．

　よって，粉砕調剤では安全性を担保できないと判断して疑義照会を行うことになります．

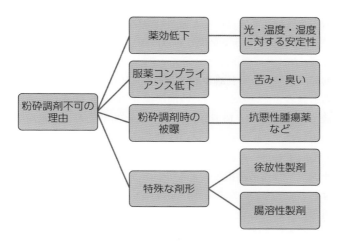

図1 粉砕調剤の問題点

(吉田 実, 他. 医療薬学. 2003; 29: 189-95[1]) を参照した上で筆者作成)

保険適用上，妥当と考えられる記載例

Rp.1　トビエース®錠4mg　1T（粉砕）1回1錠

　　　　　　　　　　　　　　　　　　1日1回　夕食後　　14日分

→ソリフェナシン OD 錠 2.5mg，5mg あるいはイミダフェナシン OD 錠 0.1mg に変更

以下余白

解説

　徐放性製剤は，ニフェジピン L 錠（Long Acting: 長く効く）・CR 錠（Controlled Release: 放出をコントロールする）のように，製剤の特徴をアルファベットで示しているものがあります．

　一方で，本事例のトビエース®錠のように，薬品名だけで製剤特性をイメージできない「かくれ徐放性製剤」が多数あります．徐放性製剤を開発する場合，コンセプトとして服薬回数を減らすことが念頭におかれますので，1日1回・2回服用する薬剤は徐放性製剤であることが多いです．また，トビエース錠®錠の一般名は，「フェソテロジンフマル酸塩徐放錠」です．現状の電子カルテの運用では，製品名を入力してから一般名に変換されることが多く，難しい面もあ

りますが，一般名を確認していただくと製剤の特性が見えるかもしれません❶．

　粉砕調剤の指示が入った処方箋を受け付けますと，医薬品のインタビューフォームや『錠剤・カプセル剤粉砕ハンドブック』（じほう社）などのデータを参照した上で粉砕調剤の可否を判断していますが，疑義照会を減らす・なくすという観点からお勧めしたいのが，口腔内崩壊錠（OD錠・D錠）の活用です．少量の水や唾液で，早いものは10秒以内，遅くとも30秒あれば錠剤が崩壊します．本事例の場合は，ソリフェナシンOD錠2.5mgに変更し，しばらくの間，問題なく服薬していました．あるいは，患者さんの状態を見ながら増量しやすいイミダフェナシンOD錠も選択肢に入るでしょう．とは言え，代替薬となる口腔内崩壊錠はどのようなものがあるか，領域によっては覚えておられない場合があるのが当然だと思います．このケースは，形式的な疑義照会というより，多職種連携で解決したい内容です．嚥下困難が見受けられた場合の薬剤選択について，事前にご相談頂ければ提案いたしますので，保険薬局に遠慮なく連絡していただけたらと思います．

■ 文献

1）吉田 実, 他. 粉砕不可とされている錠剤・カプセル剤の調剤方法に関する検討. 医療薬学. 2003; 29: 189-95.

［畠　玲子］

❶徐放製剤の他に留意しておきたい粉砕不可の薬剤として，腸溶錠が挙げられる．腸溶錠とは，薬剤を服用後に胃で溶解されず，腸で溶解されるよう特殊なコーティングが施された錠剤であり，主に胃の粘膜に障害をきたす可能性が高い薬剤や，胃酸で分解されやすい薬剤で採用されている．より具体的には，ラベプラゾールやオメプラゾールなどのPPI製剤（胃酸による分解を受けやすい）やサラゾスルファピリジン腸溶錠（胃粘膜障害を引き起こしやすい）などの薬剤をあげることができる．

47 オキシコドン錠と オキシコドン徐放錠の処方間違い

事例処方箋の提示

● 50 歳代 男性

Rp.1 オキシコドン錠 10mgNX「第一三共」
　　　　　　　　　　1 回 1 錠　1 日 2 回　12 時間ごと　　14 日分

　　　　　　以下余白

事例処方箋の問題点

　がん性疼痛を主訴とする 50 歳代男性の，退院後初めての処方箋でした．オキシコドン錠 10mgNX はレスキュー薬として使用される場合と，定時投与薬として使用される場合があります．定時投与であれば，1 日量を 4 分割して使用する場合には 6 時間ごとの服用となりますが，今回の処方箋では 12 時間ごとに服用とされているため，処方意図の確認が必要でした．

　病院薬剤師からのお薬手帳への退院時指導のコメントから，入院時よりオキシコンチン®TR 錠 10mg を 1 錠ずつ 12 時間ごとに服用し，レスキュー薬として，オキノーム®散を処方されていることがわかりました．

　保険薬局での患者との面談時には，薬剤師は次の 2 点を患者から聞き取りました．

① レスキュー薬のオキノーム®散は残薬があるため今回は不要であると医師に伝えた．
② 医師より，患者負担金に配慮して今回からジェネリック医薬品に変更すると説明を受けた．

　オキシコンチン TR 錠のジェネリック医薬品はオキシコドン徐放錠 NX であることから，医師のオーダリングシステムによる医薬品の選択間違いであると

予想されました.

　同じような事例は薬局ヒヤリ・ハット事例収集・分析事業の共有すべき事例（2022 年 No3　事例 2）でも共有されています. 医師が徐放錠を処方したつもりで, 普通錠を処方したというまったく同じ事例です. 患者の疼痛コントロールに影響を及ぼす可能性がありました.

薬学的に妥当と思われる記載例

> Rp.1　オキシコドン徐放錠 10mgNX「第一三共」　1 回 1 錠
> 　　　　　　　　　　1 日 2 回　12 時間ごと　　14 日分
>
> 　　　　以下余白

解説

　この処方箋における医師の処方意図は次の 2 点であることが疑義照会でわかりました.
　① 退院時と同じオピオイドの定時薬を処方したい.
　② 患者負担を減らすためにジェネリック医薬品で処方したい.
　今回のケースでは, 病院薬剤師と患者から, 重要な情報を得ていることがわかります.

> 〈病院薬剤師のお薬手帳への記載〉
> ○月○日退院時処方
> Rp1. オキシコンチン TR 錠 10mg　1 回 1 錠
> 　　　　　　1 日 2 回　12 時間ごと　　14 日分
> Rp2. オキノーム®散 5mg　1 包　20 回分　疼痛時
> 退院時には疼痛コントロールを得ています. オキノーム®散は, 体動時に強く痛みを感じる時に服用しています.

　上記の記載より, 患者の今日の状態の変化がなければ処方の変更はないと推測されます.

> ＜患者との薬局薬剤師の面談より＞
> 　「オキノーム®散の服用は 1 日 1 回程度です. お風呂に入るときに痛みが強くなるのでその前に服用しています. 残薬があり医師に今回は不要と伝

えました.
　また，お薬代についても医師に相談し，同じ効き目のジェネリック医薬品にしてもらいました.」

　以上の聴取により，患者背景を理解した上での疑義照会が可能となると思います.

　また，今回の事例はオーダリングシステムの特性により起こりうるということも薬局ヒヤリ・ハット事例収集・分析事業などを読み，理解しておかねばなりません.

　疑義照会をしなくてもすむようにするには，医師の薬剤処方時になんらかの工夫が必要です.

　本事例は，医師以外である，病院薬剤師・患者等からの情報がいかに大切であるかを示しています.　したがって，疑義照会をなくすというよりは薬局薬剤師もフェイルセーフの一つとして十分に機能している例であると思います.　また逆に，病院薬剤師や他職種，患者すべてからなにも情報がなかったなら，これまでの処方内容や患者の状況，処方意図などすべてを疑義照会せざるをえません.

　今後，データヘルス改革により連携できる医療情報が拡大することで，何の情報もなくはじめての処方を受け付けた時でも，これまでの患者の病状を含めた医療情報を得ることができるようになるのを期待するところであります❶.

［小笠原まりあ］

❶同じ薬剤成分であっても，剤形によって用法用量が異なることもあり，徐放錠と普通錠はその典型例である.　本事例のように，後発品等への切り替えを意図して一般名で処方指示をすると，剤形選択を誤るリスクが高まるかもしれない.

48 ビタミンB₁₂欠乏症に対する メコバラミンの処方

● 36歳　女性（2型糖尿病）

Rp.1 【般】メトホルミン錠250mg　3錠
Rp.2 【般】メコバラミン錠500µg　3錠
　　　　　　　　　　　　1日3回　毎食後　　14日分

　　　　　　　　　　　以下余白

※ 2型糖尿病と診断され，食事療法，運動療法を1カ月間行ったがHbA1c，血糖値ともに上昇したため薬物療法を開始．倦怠感や息切れがあること，他の併用薬や神経障害の症状がないことを薬剤服用歴および患者からの聞き取りで確認．

事例処方箋の問題点

　新規に2型糖尿病と診断され，初めて薬物療法を実施しています．糖尿病による神経障害は比較的早期より出現し様々な症状を呈しますが，診断と薬剤処方の契機となるのは患者による自覚症状の申告です．つまり，糖尿病性神経障害と診断している可能性は低いと考えられます．他方，メトホルミンを長期使用していると回腸からのビタミンB₁₂吸収阻害が引き起こされ[1]，巨赤芽球性貧血（悪性貧血）を引き起こす可能性が報告されています[2-5]．

　患者からの聞き取りによって，本患者は悪性貧血を起こしやすいこと，息切れや倦怠感といった自覚症状があること，検査値（ビタミンB₁₂および葉酸）は正常値範囲内だが，特にビタミンB₁₂は低値であることがわかりました（メチルマロン酸，ホモシステイン，自己抗体については不明）．したがって，メコバラミンは悪性貧血に対する治療的投与を目的に処方された可能性が高そうです．

　添付文書上，経口のメコバラミン錠の適応は「末梢性神経障害」のみ＊です．「ビタミンB₁₂欠乏による巨赤芽球性貧血」の適応を有しているのはメコバラミンの注射製剤であることから，本事例の処方は"適応外使用"であると考えら

＊審査情報提供事例によれば，「ベル麻痺，突発性難聴，反回神経麻痺」，「帯状疱疹」，「帯状疱疹後神経痛」に対しても保険適用となるようです．

れます．ここまで得られた情報を踏まえると，メコバラミンの適応外使用について疑義照会が必要となりますが，疑義紹介をする前におさえておきたい情報として悪性貧血に対するビタミン B_{12} の経口投与と静脈内投与を比較した試験の結果[6,7]があります．悪性貧血を呈する患者を対象とした試験結果によれば，平均ヘモグロビン値の増加などの血液学的パラメータの改善について，ビタミン B_{12} の経口投与は静脈内投与と同等であることが示されています．試験規模が小さいことから，さらなる検証が求められますが，悪性貧血に対するビタミン B_{12} の貧血改善効果は，投与経路によらず認められるようです．以上のことを踏まえると，本事例も形式的な疑義紹介に該当する可能性があります．

保険適用上，妥当と思われる記載例

● 36 歳　女性（2 型糖尿病）

Rp.1 【般】メトホルミン錠 250mg　3 錠
Rp.2 【般】メコバラミン錠 500 μg　3 錠

　　　　　　　　　　1 日 3 回　毎食後　　14 日分

　　　　以下余白

備考：メコバラミン錠は適応外使用にあたりますが，患者背景，臨床成績を踏まえ保険請求します．

解説

この処方箋における医師の処方意図は，

① 検査値，患者背景を踏まえ，悪性貧血に対してメコバラミン投与
② 患者希望もあり侵襲性の低い経口投与を行いたい
③ 治療効果判定のため 14 日間処方

という 3 点であることが疑義紹介の際の聞き取りで確認できました．

ビタミン B_{12} または葉酸の欠乏によって生じる巨赤芽球性貧血において，最も発生頻度が高いのがビタミン B_{12} 欠乏性の貧血（悪性貧血）です．ビタミン B_{12} は胃液中の内因子との結合によって小腸下部で吸収され，葉酸とともに骨髄内での赤血球生成に利用される経路が一般的とされ，これは Castle の内・外因子説[8]として知られています．悪性貧血は，高度の萎縮性胃炎による内因子分泌の欠乏が一次的原因とされ，これにより回腸末端部からのビタミン B_{12} の

吸収障害が引き起こされ悪性貧血を発症すると考えられています．ビタミン B_{12} の吸収経路については長らく，この内・外因子説が主流でしたが，内因子の他，濃度勾配による吸収経路が報告されるようになりました．事実，胃全摘患者においてもメコバラミンの経口投与により，ビタミン B_{12} として吸収されることが報告されています[9-11]．

ビタミン B_{12} 欠乏に対する急性期治療では注射製剤が積極的適用になると考えられますが，緊急性がなく長期的な治療となる可能性が高い場合には，これまでの報告を踏まえて，経口製剤を選択することも妥当であると考えられます．しかし，処方箋を受け取った薬局薬剤師が，ここまで判断することは困難です．そこで備考欄を活用し，適用外使用であること，それでも保険請求すること，これらについて薬局へ情報共有することを提案します．そうすることで，医師への疑義紹介や患者への必要以上の聞き取りを省くことができ，より患者の病症にフォーカスした聞き取り，服薬指導の質向上に繋がると考えられます❶．

電子処方箋導入後に予想される変化

電子処方箋が導入されても，本事例のような疑義紹介は発生する可能性が高いと考えられます．医薬品名，用法・用量といった形式的な処方箋の不備ではなく，処方箋の備考欄を活用した情報共有に近い事例であると捉えられるためです．生涯型電子カルテ「PHR（パーソナル・ヘルス・レコード）」などの DX, IoT の活用が進み，電子処方箋と連携されることで，より薬局と医療機関との情報格差がなくなるのではないでしょうか．

■ 文献

1) Gilligan MA. Metformin and vitamin B12 deficiency. Arch Intern Med. 2002; 162: 484-5. PMID: 11863489
2) de Jager J, et al. Long term treatment with metformin in patients with type 2 diabetes and risk of vitamin B-12 deficiency: randomised placebo controlled trial. BMJ. 2010; 340: c2181. PMID: 20488910
3) Liu Q, et al. Vitamin B12 status in metformin treated patients: systematic review. PLoS One. 2014; 9: e100379. PMID: 24959880
4) Chapman LE, et al. Association between metformin and vitamin B12 deficiency in patients with type 2 diabetes: A systematic review and meta-analysis. Diabetes Metab. 2016; 42: 316-27. PMID: 27130885

編者コメント

❶製剤添付文書上，経口のメコバラミン製剤においては適応外使用となることは明らかなので，備考欄にコメントを付記したからといって，必ずしも疑義照会がなされないわけではない．注射剤での治療が極めて困難な状況であるなど，適応外使用を合理的に正当化する強い根拠がない場合には，必要に応じて処方医に照会がなされるケースも想定できる．

5) Chapman LE, et al. Association between metformin and vitamin B12 deficiency in patients with type 2 diabetes: A systematic review and meta-analysis. Diabetes Metab. 2016; 42: 316-27. PMID: 31868971

6) Butler CC, et al. Oral vitamin B12 versus intramuscular vitamin B12 for vitamin B12 deficiency: a systematic review of randomized controlled trials. Fam Pract. 2006; 23: 279-85. PMID: 16585128

7) Bolaman Z, et al. Oral versus intramuscular cobalamin treatment in megaloblastic anemia: a single-center, prospective, randomized, open-label study. Clin Ther. 2003; 25: 3124-34. PMID: 14749150

8) Castle WB. Amer J Med Sci. 1929; 178: 748.

9) 織畑道宏, 他. 胃切除術後および胃全摘術後患者に対するビタミン B12 の経口投与の有効性. 日消外会誌. 2001; 34: 439-44.

10) 葛西敏史ら. 胃全摘術患者に対するビタミン B_{12} の経口投与の有用性. 岩手病医会誌. 2011; 51: 83-6.

11) 西田勉, 他. P-294 Helicobacter pylori 陽性患者に対する一次除菌療法の検討〜ランプラゾールに対するエソメプラゾールの多施設共同ランダム化非劣性試験〜Osaka Gut Forum. 日消誌. 2014; 111（suppl-1）: 413.

［根本真吾］

49 高齢女性に対する ゾルピデムの用量

事例処方箋の提示

● 78 歳　女性

Rp.1　【般】ゾルピデム酒石酸塩口腔内崩壊錠 10mg　1 回 1 錠
　　　　　　　　　　　　　　　　　　　　 1 日 1 回　就寝直前　　14 日分

以下余白

※薬剤服用歴および患者からの聞き取りによれば，「ゾルピデム」の服用は初めて
　であり，主訴は入眠困難である．また，患者は「医師は『調節して服用してよ
　い』と言っていた」と話している．

事例処方箋の問題点

　入眠困難を主訴とする高齢女性に，初めての睡眠薬が処方となった事例です．
基本的に，ゾルピデムが不眠の急性期治療として効果的な薬であることに疑う
余地はありません[1]．高齢者に対しては通常，睡眠薬として非ベンゾジアゼピ
ン系の薬を選ぶことが推奨されていますが，急性期の治療に 4 週間未満という
短期間に限定して使用するようなケースであれば，十分に選択肢になると考え
られます[2,3]．

　ただ，ゾルピデムを高齢者に投与する場合，添付文書上では 1 回 5mg から開
始するように記載されています．これは，高齢者では成人に比べて代謝スピー
ドが遅くなっていて，体に蓄積しやすい（Cmax が 2.1 倍，血中濃度の半減期が
2.2 倍，薬物血中濃度-時間曲線下面積（AUC）が 5.1 倍に増大[4]）ことが理由
の一つです．ゾルピデムのような短時間型の睡眠薬は，その半減期の短さから
"翌朝への持ち越し効果"が少ないのが長所とされていますが，高齢者ではその
長所が失われている可能性がある，ということです．さらに，女性ではゾルピ
デムの代謝が遅い可能性が示唆[4]されており，実際にゾルピデムを服用する 80
歳以上の高齢女性は自動車運転時に事故を起こすリスクが高いという報告もあ
る[5] など，この"持ち越し効果"が思わぬかたちで顕在化する可能性を考える

必要があります❶.

このことから，臨床上はゾルピデムの 10mg 投与が必要なケースであったとしても，「高齢女性に初回から 10mg」で処方されていた場合には，我々薬剤師は保険制度上，"添付文書の記載から逸脱した用法用量" として疑義照会しなければならない，というのが実情です．

保険適用上，妥当と考えられる記載例

> ● **78 歳　女性**
>
> Rp.1 【般】ゾルピデム酒石酸塩口腔内崩壊錠 10mg　1 回 1 錠
> 　　　　　　　　　　　　　　　　　　　1 日 1 回　就寝直前　　　14 日分
>
> 　　　　以下余白
>
> 備考: 重度の不眠症のため 10mg で投与開始

解説

「ゾルピデム」を初回から 10mg で用いるのは，例えば「重度の不眠症から今すぐに脱却する」ことに高い需要・必要性がある場合があげられます．事実，「ゾルピデム」の性差は臨床的にはまだはっきりとは実証されておらず，画一的な減量を行うことは女性への投与量不足をもたらす恐れがある，という見解もあります[7]ので，個々の事例に応じて判断する必要がある薬と思われます．そういった場合，この患者さんでは初回から 10mg で始めることのメリットが，諸々のリスクを上回ると判断した，ということがわかるようなコメント❷があれば，医師への疑義照会だけでなく，患者への必要以上の確認作業も行わなくて済みます．

---

❶高齢者に対するゾルピデムの有害事象に関して，複数の研究が報告されており，その一般的な症状はバランス障害や転倒，持越し効果である（Kajiwara A, et al. 2016; PMID: 25871951）．また，骨折のリスクにも関連するとの報告（Kang Y, et al. 2012; PMID: 22880153）もあり，潜在的な有害事象リスクの観点からも低用量での開始が望まれる．

❷「重度の不眠症のため 10mg で投与開始」というコメントの付記は，保険上の処方妥当性を高めるものである．しかし，あくまでも医療者にとっての妥当性であり，保険者（健康保険事業の運営主体）にとって妥当であるかを保証するものではない．また，「コメントの記載があれば処方して問題ない」との認識が，ゾルピデム 10mg 処方を常態化しかねないリスクに注意が必要である．コメントを記載したからといって，潜在的な薬物有害事象リスクが消えるわけではない．

　ただし，「ゾルピデム」を 10mg で使うことのリスクに対しては，医師と薬剤師の両方から強めに注意喚起を行う必要があると思われます．例えば，"翌朝への持ち越し効果"が大きく現れる恐れがあることから，少なくとも 10mg で服用している間は，翌朝の自動車運転を避けてもらう必要があるでしょう．また，夜間の転倒・骨折リスクも高くなることを踏まえて，夜中にトイレで頻繁に起きている患者さんであれば，「トイレのある階で寝てもらう（階段の上り下りを控える）」など，寝室環境への介入も必要になるかもしれません．

　なお，ベンゾジアゼピン系の睡眠薬は，Z-drug（ゾルピデム，ゾピクロン，エスゾピクロン）も含めて，不眠治療に対しては短期的には有効でも，長期的に使用した場合の有効性や安全性は示されていません[1]．緊急避難的に使い始めた「ゾルピデム」が，そのまま長期間にわたって続いてしまう……といったことがないよう，例えば急性期を過ぎた段階で，長期的な有効性[1, 8]や，姿勢維持能力などへの影響が少ない[9]ことが示されている「レンボレキサント」などの別剤へ切り替えることが，妥当と考えられます．

■ 文献

1) De Crescenzo F, et al. Comparative effects of pharmacological interventions for the acute and long-term management of insomnia disorder in adults: A systematic review and network meta-analysis. Lancet. 2022; 400: 170-84. PMID: 35843245
2) 日本睡眠学会. 睡眠薬の適正な使用と休薬のための診療ガイドライン. 2013. 〈https://www.jssr.jp/data/pdf/suiminyaku-guideline.pdf〉
3) O'Mahony D, et al. STOPP/START criteria for potentially inappropriate prescribing in older people: version 2 [published correction appears in Age Ageing. 2018; 47: 489]. Age Ageing. 2015; 44: 213-8. PMID: 25324330
4) マイスリー錠　インタビューフォーム.
5) Booth JN 3rd, et al. Zolpidem use and motor vehicle collisions in older drivers. Sleep Med. 2016; 20: 98-102. PMID: 27318232
6) Trauer JM, et al. Cognitive behavioral therapy for chronic insomnia: A systematic review and meta-analysis. Ann Intern Med. 2015; 163: 191-204. PMID: 26054060
7) Greenblatt DJ, et al. Zolpidem and gender: Are women really at risk? J Clin Psychopharmacol. 2019; 39: 189-99. PMID: 30939589
8) Yardley J, et al. Long-term effectiveness and safety of lemborexant in adults with insomnia disorder: results from a phase 3 randomized clinical trial. Sleep Med. 2021; 80: 333-42. PMID: 33636648
9) Murphy P, et al. Safety of lemborexant versus placebo and zolpidem: Effects on auditory awakening threshold, postural stability, and cognitive performance in healthy older participants in the middle of the night and upon morning awakening. J Clin Sleep Med. 2020; 16: 765-3. PMID: 32022664

［児島悠史］

50 調剤料を算定できない処方

事例処方箋の提示

● 25 歳 男性 （咽頭炎）

Rp.1【般】ポビドンヨード含嗽液 7% 30mL
2～4mL を約 60mL の水で希釈し，1 日数回うがい

以下余白

事例処方箋の問題点

平成 26 年の診療報酬改定によって「医療費適正化の観点から，治療目的でなく，うがい薬のみが処方される場合については，当該うがい薬に係る処方料，調剤料，薬剤料，処方箋料，調剤技術基本料を算定しない」，つまり，このままでは薬局では「無料で薬を渡す」，処方元も「処方箋料も算定できない」ことになるでしょう（それを知ると患者がむしろ欲しがるようにも思えてしまいますが）．ただし，留意事項通知には「うがい薬のみの投薬が治療を目的としないものである場合には算定しないことを明らかにしたものであり，治療を目的とする場合にあっては，この限りでない．なお，うがい薬とは，薬効分類上の含嗽剤❶をいう」とあります．相変わらず（？）わかりづらい表現ですが，要するに「かぜ予防などではなく，何からしらの病名診断が確定しその治療のためならば通常通りの診療・調剤ができる」と思ってよいでしょう．

❶含嗽剤とは，日本標準商品分類番号の中分類 87，分類番号 226 に該当する医薬品である．なお，日本標準商品分類番号は各製剤の添付文書で確認できる．87-226 に分類されている医薬品としてポビドンヨード含嗽液の他に，アズレンスルホン酸ナトリウムを配合した含嗽液もしくは含嗽用顆粒剤，ベンゼトニウム塩化物を配合した含嗽液などをあげることができる．一方，含嗽剤と臨床上の用途が類似しているトローチ剤の日本標準商品分類番号は 87-239（その他の消化器用剤）であり，保険適用上は単独処方が可能である．

保険適用上，妥当と考えられる記載例

> **● 25 歳　男性（咽頭炎）**
>
> Rp.1【般】ポビドンヨード含嗽液7%　30mL
> 　　　　　　　　2～4mL を約 60mL の水で希釈し，1 日数回うがい
> 　　　　　　　以下余白
> 備考：咽頭炎治療目的

解説

　これはずばり診断名と治療目的の文言を処方箋の備考欄もしくはフリーコメントにて記載をお願いするよりほかありません．診療報酬改定によって医療費の適正化を図りたいという国の思惑は理解できますが，それによって現場では形式的な疑義照会が発生し，医療の質を担保するための時間確保の妨げになるという，なんともシュールな状況なのかなと筆者は思います．なお，医師法施行規則 21 条「医師は，患者に交付する処方箋に，患者の氏名，年齢，薬名，分量，用法，用量，発行の年月日，使用期間及び病院若しくは診療所の名称及び所在地又は医師の住所を記載し，記名押印又は署名しなければならない」とあるように，処方箋に傷病名を記載することは義務ではないのですが，同時に何かしらの法律違反にもあたらないとは筆者は考えます．もちろん場合によっては患者の同意を得る必要があるやもしれませんが，保険診療・保険調剤を適切に行うために，時には上記のような対応が必要だと説明すれば患者は納得されるのではないでしょうか．

[山本雅洋]

51 公費負担医療対象薬剤の不指定

事例処方箋の提示

● 60歳　女性

Rp.1【般】ウルソデオキシコール酸錠 100mg　1回3錠
　　　　　　　　　　　　　　　1日3回　毎食後　　30日分
Rp.2【般】ロキソプロフェン Na テープ 100mg　28枚
　　　　　　　　　　　　　　　1日1回　1回1枚貼付　　腰

以下余白

※原発性胆汁性胆管炎のため受診されており，指定難病の公費番号が入った処方
　箋を持参された．今回は腰痛の訴えがあり，消炎鎮痛目的のロキソプロフェン
　Na テープが追加となっている．

事例処方箋の問題点

　指定難病（法別番号 54）を受給している患者さんの処方例です．事例患者の
指定難病対象疾患は原発性胆汁性胆管炎であり，Rp.1 のウルソデオキシコール
酸錠は指定難病の公費対象となります．

　一方で今回新たに追加となったロキソプロフェン Na テープですが，原発性
胆汁性胆管炎に関連した症状に対する処方であれば，指定難病の対象になる場
合があるかもしれません．しかしながら，対象疾患と関連がない場合は指定難
病の公費対象外となります．

　調剤薬局における会計の場面では，指定難病の公費対象の範囲によって，患
者さんの窓口支払い金額が変わる場合があります．

　指定難病の公費を受給されている患者さんは，自己負担上限額管理票をお持
ちです．これを用いて，病院や調剤薬局における1カ月あたりの窓口負担額を
管理しています．例えば1カ月あたりの自己負担上限額が 2,500 円となってい
る場合，対象疾患の治療に関する病院での窓口負担額と，対象疾患に関連する
薬剤料など調剤薬局の窓口支払額の合計が 2,500 円を超えた場合，その月はそ

れ以上の窓口負担を免除されます.

　また，医療保険の自己負担割合が3割の患者の場合，指定難病治療に関連する薬剤の自己負担割合は2割となります.

　ここで月間自己負担上限額が2,500円の患者を例に考えてみましょう．この場合，調剤薬局における指定難病対象薬剤の窓口支払い額は，月間上限額の2500円から，病院等での自己負担額を引いた残りの額（2,500円−他医療機関支払額）までとなります.

　ロキソプロフェンNaテープが指定難病の公費対象である場合，この薬剤の自己負担割合は2割となり，月間上限額適用の中に含まれます．一方で指定難病の公費対象外である場合，月間上限額とは関係なく，3割分の自己負担となります.

　調剤薬局においては，処方箋に記載されている薬剤の指定難病適用範囲を判断することが難しい場合が多いです．そのため，やむを得ず病院へ公費対象の範囲に関する問い合わせを行うことになります．この確認を取ることができるまで患者さんのお会計を行うことができず，調剤薬局の窓口でお待たせしてしまいます.

保険適用上，妥当と考えられる記載例

● 60歳　女性

Rp.1【般】ウルソデオキシコール酸錠 100mg　1回3錠
　　　　　　　　　　　　　　　　 1日3回　毎食後　　 30日分
Rp.2【般】ロキソプロフェンNaテープ 100mg　28枚
　　　　　　　　　　　　　　　 1日1回　1回1枚貼付　　　腰

　　　　　　　　　　　　　　以下余白
備考: Rp.2は指定難病（54）対象外

解説

　今回の処方例で，Rp.2のロキソプロフェンNaテープは指定難病の対象外であったことが確認できました．備考欄を用いて指定難病の公費対象範囲を記載していただくと，調剤薬局から問い合わせを行うことなく，スムーズに会計を行うことができます．すべての処方薬が公費対象である場合も，「処方内容すべて指定難病（54）対象」などと記載いただくと業務効率の観点から有用です.

　「事例処方箋の問題点」のところで説明した内容を，1つの例を用いて図示す

調剤薬局における窓口自己負担金額

・月額上限額が 2,500 円, 医療保険の自己負担が 3 割の患者へ, 10 割負担で 10,000 円の薬剤が処方された場合

※病院での窓口支払いが 1,500 円だった場合

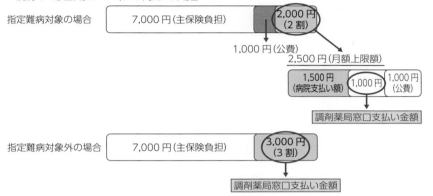

図1 指定難病対象か否かによる, 調剤薬局での窓口支払い額の違いの例

ると, 図1 のようになります. このように, 指定難病の公費対象範囲に入るか否かで, その薬剤の窓口支払い金額が変わってしまいます.

このような問題は, 自立支援医療（精神通院医療）などについても生じます. 先述の通り, 処方薬剤の公費対象の範囲を確認できなければ, 調剤薬局における窓口支払額を決定することができず, 結果的に会計のため患者さんをお待たせすることになります.

お手数かと思いますが, 公費対象の範囲を処方箋の備考欄などを用いて明確にしていただくと, 非常に助かります.

電子処方箋導入後に予想される変化

電子処方箋では, 処方意図などのコメントを入力した上で処方箋を発行できるようになります. 新規に追加となった薬剤など, どのような症状に対する処方であるのか, 調剤薬局が把握できる機会が増えるのではないかと期待しています. しかし, 公費対象の扱いなのかは判断できないことが多いと思いますので, 上記の通り公費対象範囲を記載していただけると幸いです.

［新原博輝］

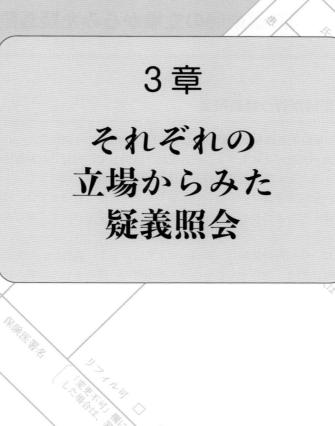

3章

それぞれの
立場からみた
疑義照会

1 病院薬剤師の立場からみた疑義照会

病院薬剤師が行う疑義照会

　まず，病院薬剤師も薬剤師なのですから，薬剤師法24条に定められた疑義照会義務は当然適用されますし，それを日々意識して，実行しながら仕事をしています．ただし，薬剤師法そのものは主に薬局薬剤師に向けて定められていますから，病院薬剤師はいくつかの部分であまり厳密な適用を受けていない（あくまで準じているだけ）という点には意識の違いを生み出す元があるのかもしれません．

　例えば，病院内の薬局は，法的には薬局ではなく「調剤所」ですし，院内の処方箋は法的な「処方せん」ではなく指示書の一種みたいな位置づけです．また，医師との距離も近いことや比較的容易にカルテを読めるため，処方から調剤の流れにおいては各医療機関で様々な独自ルールや暗黙の了解が存在しているのが普通です．ある病院では必ず疑義照会をしている処方箋の書き方が，別の病院ではまったくのスルーだったり，薬剤師が書き直して調剤だったり，ということがあります．手書き処方箋であれば略号や記号での処方なんていうのもまかり通るわけです．

　そのあたり，昔はうやむやにしてやっていたこともあったのですが，平成22年4月30日付で発出された厚生労働省医政局長通知「医療スタッフの協働・連携によるチーム医療の推進について」以降は，事前にプロトコルを決めておけばその範囲内で薬剤師が処方の変更などできるようになりました．さらに，電子カルテの代行入力機能を使えば，些細な間違いをいちいち処方医に問い合わせなくても，薬剤師のほうで修正して事後承認を取れるようにもなりました．そういったものを利用して形式的な疑義照会を減らしている病院が多いと聞きます．著者が勤務している病院でも，カルテを読むなどして明らかに誤りとわかる処方の多くは，疑義照会を省略して代行入力で訂正するようになっています．

　それに，病院薬剤師が病棟で患者や他職種と直接関わることは今や普通です

から，薬学的な観点から何かよりよい処方の提案があるのなら，病棟スタッフや電子カルテなどを経由してそれを医師に伝え，次の処方を出す時に考えてもらうというやり方をとっています．つまり，よほど急ぐのでない限りは処方提案をするのに疑義照会の形をとることはないです．

そういうこともあって，現在病院薬剤師が行っている疑義照会というのは，本当にそのまま調剤しては危険なものかその可能性があるがカルテから処方意図が読み取れないもの（つまり医療安全の観点）か，採用薬関連の問題など施設的制約で処方を変更してもらいたいもの，といったパターンが多くを占めることになります．それはもちろん医療機関によって違いがありますが，あくまで処方の書き方の問題などの表面的で形式的な疑義照会を病院薬剤師が行うことは比較的少ない傾向にある点には意識が必要です．なぜなら，疑義照会を受ける医師はそのような病院薬剤師からの疑義照会パターンに慣れきっており，保険薬局や薬局薬剤師側の事情はほとんど知らないからです．そこが医療機関側医師と薬局薬剤師との間の疑義照会にまつわるすれ違いの一因になっていると思います．

形式的疑義照会を減らす「簡素化プロトコル」

薬局薬剤師側で，「このままでも特に問題ない（あるいは，意図はわかる）けれど様々な背景事情があってやらざるを得ない疑義照会」を形式的疑義照会としましょうか．これは普通に考えて医師に嫌がられます．いや，薬局薬剤師も嫌でしょう．一度や二度ならまだしも，日々繰り返しとなると平気な人はいないんじゃないでしょうか．そういうのは実に無駄な儀式です．まずこういうのを減らさないといけません．

そこで必要となってくるのは「疑義照会簡素化プロトコル」です．先述の厚労省医政局長通知を根拠に，薬局薬剤師側で処方医への事後報告のみで変更してもよい部分を予め規定しておくのです．もちろんこれには病院・診療所と薬局のあいだで事前に合意書を取り交わしておく必要がありますが，比較的大きな病院であればすでにプロトコルを制定して，しかもホームページで公開して薬局からの申請を随時受け付けているところが散見されます．まだそのようなものを用意していない医療機関と薬局があるのなら，ぜひそのような既存のプロトコルをベースに，相互の実情に合う内容で取り決めておくとよいでしょう．これだけで，例えば「軟膏5gが2本の処方を10g1本に変えてもよいでしょうか？」のような患者さんさえよければどっちでもよいような疑義照会や，「ビス

ホスホネートの月1回製剤が他の薬とそろって28日分で処方されています
が？」のようなどう見ても間違いとわかる疑義照会はほとんどなくせるはずで
す．残薬の調整に関するプロトコルも作って日数変更も一定の条件下で可能に
しておけば，さらに手間が省けるかもしれませんね．ちなみに，著者が勤務し
ている病院では，添付文書上の用法と処方箋の用法が違っても，薬学的に問題
ないと判断した場合は疑義照会不要ということにもしています．とにかく，あ
りがちな疑義照会のパターンをあげて，それについてプロトコル化できないか
を考えてみてはと思います．

　現在，電子処方箋導入の話もあり，それがどのような仕様で使えるのか現時
点で情報がありませんが，明らかな間違い処方は減らせても，規格や用法の問
題はおそらく引き続き発生するでしょうから，そういったありがちな疑義照会
パターンをどうするかというのは今から決めておいてもよいでしょう．

病院薬剤師を上手く使おう

　とは言え，疑義照会簡素化プロトコルは，病院・診療所側と薬局側のどちら
から声をかけて策定すればよいのでしょうか．もちろん，どちら側も形式的疑
義照会という儀式が増えると困るはずですから，どちらが言い出してもよいこ
とです．比較的心理的距離が近い個人の診療所と門前の薬局という関係ならと
もかく，ある程度の規模の病院とチェーンの薬局のような関係だと，お互いど
こに相談したらよいのかわかりにくいかもしれません．そういった時に，病院
薬剤師をあいだに立たせて利用してみていただきたいと思います．

　今や「地域包括ケア」という考えで，病院も病院だけで治療を完結させるの
ではなく，地域の様々な医療・介護・福祉の施設と連携していかなければなら
ない時代です．その中で，病院薬剤師にも「薬薬連携」というスローガンで地
域の薬局との連携を深めていく役割が求められるようになっています．病院薬
剤師と薬局薬剤師では患者さんとの関わり方や必要とされる専門性が異なるた
め，それぞれが見ている景色は違うことが多いですが，それでも薬剤師同士で
共有できる言語というか認識や価値観があります．病院と薬局との連携におい
ては，病院薬剤師を「通訳」のようにしてあいだに挟むと連携がスムーズにな
るというのを病院側も薬局側も意識してほしいです．

　最近，トレーシングレポートが送られてくることも増えました．これもまた
病院薬剤師があいだに入るとより上手くいく可能性があります．病院側として
は，病院薬剤師にトレーシングレポートの交通整理や解釈のサポート役を任せ

られますし，薬局側からは医師に対して情報や処方が伝わりやすくなるメリットがあります．医師に疑義照会や処方提案をするのは病院薬剤師の方が医師の好みや癖の把握も含めて慣れています．その知識と経験を上手く利用することができれば，もっと意味のある疑義照会や処方提案に繋げられるのではと思います．

　とは言え，疑義照会のように即応性が求められることを病院薬剤師が受け付けて仲介すべきかというのはケースバイケースでしょう．お互いに顔がわかる程度に特定の門前薬局との関係が深い医療機関であれば，処方医に直接疑義照会する方が話は早いです．当院でも，門前の薬局薬剤師には直接処方医にコンタクトしてもらっていますし，院内まで来ていただければ電子カルテを閲覧できるよう必要な文書を交わしています．一方で総合病院クラスの病院と多数の医療機関の処方箋を受け付けている薬局という関係であれば，病院薬剤師が疑義照会を取り次いだ方がスムーズかもしれません．

　病院薬剤師は病院という大きな組織の一員ですから，何かするにも様々な院内手続や根回し，病院の利益という視点が必要なことから，なかなか小回りや融通が利かないために，薬局薬剤師側からは時に非協力的な態度に見えることもあるでしょう．その時はお互いの関心の強さや優先順位の違いをすり合わせながら折り合いをつけていくことも必要でしょうし，病院側と薬局側で双方のメリットをお互いに考えていく，いわゆる互恵的関係を普段から築いておくこともまた必要だと思います．そのために病院薬剤師として両者のあいだに立てるのならそれは本望なことです．

［桑原秀徳］

2 医師の立場からみた疑義照会

　薬剤師による疑義照会ほど，医師にとって有難いものはありません．一方で，疑義照会ほど煙たがられているものもないのではないでしょうか．後者の多くは形式的疑義照会であり，「こんなに忙しいのに，この程度のことで電話をかけてくるなんて……」という陰性感情を抱いたことのある医師は少なくないのではないでしょうか．私自身かけ出しの頃は，疑義照会の意味や薬剤師法のことをよく知らなかったため，実際にそのような感情を抱いたことがありました．このような感情が薬剤師に伝わってしまうと，非常に重要な薬学的疑義照会を行うことも，薬剤師は躊躇するかもしれません．結果として患者さんに影響が出てしまうのは，医師にとっても不本意でしょう．

　薬剤師法24条には，「薬剤師は，処方せん中に疑わしい点があるときは，その処方せんを交付した医師，歯科医師又は獣医師に問い合わせて，その疑わしい点を確かめた後でなければ，これによって調剤してはならない」とあります．これを遵守するにあたり，形式的疑義照会は避けられません．

　非効率的な疑義照会を極力減らし，不要なストレスを軽減する仕組みづくりを，各医療機関でシステム構築しておく必要があるのではないでしょうか．ヒューマンエラーを減じる方法は，各々への教育も大切ですが，システムで改善することがそれと同等，もしくはそれ以上に大切です．私が実際に行っている工夫について，いくつか紹介させていただきます．少しでも参考になれば幸いです．

電子カルテへのセット入力

　疑義照会でよく指摘される処方，パターンは，電子カルテ上であらかじめ処方をセット化しておきます．備考欄などにデフォルトでコメント入力しておくことで，不要な疑義照会を減らすことができます．疑義照会とは関係ありませんが，非常勤医師や研修医の処方がレセプトの返戻対象にならないように仕掛けづくりをしておきます（属人的なヒューマンエラーはシステムでカバーすることができます）．例を挙げます 図1 .

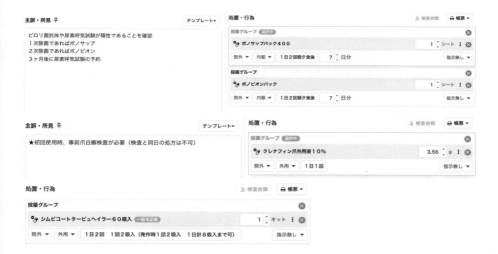

図1 投薬パターンが表示された電子カルテ

　1次除菌，2次除菌で使用する薬剤が異なるため，ピロリ菌の除菌セットとしてあらかじめ2種入力しておき，カルテにもミスが生じないように自動的に表記されるようにセットしておきます．もちろん，除菌の成功／失敗のチェック漏れ対策も講じておきます．

　クレナフィン®を処方する機会が少ないと，1本の容量を忘れていたり誤ったりして疑義照会対象になり得ます．また，爪の真菌塗抹検査を提出して処方しないと，返戻対象になってしまいます．こういったトリッキーな仕掛けがたくさんある処方についてはコメントを含めセット化することをお勧めします．

　シムビコート®については，SMART療法についてアドバイスしてよいものかどうかという疑問が薬局では発生することが予想されます．そこに配慮しあらかじめ記載しておきます．SMART療法でトラブルが起きそうなケースについては発作時の記載を消したり追記したりする必要があります．

疑義照会簡素化のルールづくり

　医療機関と薬局とで疑義照会に関するルールを決め共有することで，機械的な業務をショートカットし，専門性が高く重要な業務に集中できる可能性があります．櫻井らは，「医療機関と保険薬局の合意の下に，形式的な疑義照会を簡素化することで処方医および保険薬局薬剤師双方の業務負担の軽減と，患者

サービスの向上につながると考えられる．また，負担軽減分をより両者の専門的な 業務に振り向けることができる」[1]〈https://www.jstage.jst.go.jp/article/jjphcs/42/5/42_336/_pdf/-char/ja〉と指摘しています．具体的には，表1 のような疑義照会簡素化プロトコルを作成・運用し，疑義照会件数の減少を図ります．一包化してよいか，粉砕化してよいか，配合剤は単剤の組み合わせでもよいか，成分名が同一のものでも変更可能か（例えば，グラクティブ®は在庫がないのでジャヌビア®にしてよいか等）などの確認は不要になります．運用の

表1 疑義照会が不要な例

1. 成分名が同一の銘柄変更（先発品間でも可）
2. 剤形の変更（安定性，利便性の向上のための変更に限る．外用剤不可）
3. 別規格製剤がある場合の処方規格の変更（安定性，利便性の向上のための変更に限る）
4. コンプライアンス等の理由により半割．粉砕あるいは混合すること，あるいはその逆（規格追加も含む）
5. 患者希望あるいはコンプライアンス等の理由により一包化調剤すること
6. 湿布薬や軟膏での規格変更に関すること（合計処方量が変わらない場合）
7. 一般名処方における調剤時の類似剤形への変更（先発品類似剤形への変更を含む）
8. 薬上継続処方されている処方薬に残薬があるため，投与日数を調整（短縮）して調剤すること（外用剤の本数の変更も含む）
9. 服用歴のある配合剤が，単剤の組み合わせ（同一成分および含量）に変更されたと判断でき，患者が希望した時に元の配合剤へ変更すること（薬歴等に基づき，京大病院への入院により変更されていることを確認すること）
10. 服用歴のある配合剤において，配合剤および含有する単剤が，京大病院（院内）で採用されていないために，配合剤の片方の成分が同効薬に変更されたと判断でき，患者が希望した時に元の配合剤へ変更すること（薬歴等に基づき，京大病院への入院により変更されていることを確認すること）
11. 薬歴等で乳酸菌製剤が継続使用されていることが確認できる場合において，抗菌薬が併用されていない場合のビオフェルミンRからビオフェルミンへの変更，またはその逆（併用期間のみビオフェルミンRを追加する場合には，ビオフェルミンとの合計日数は元のビオフェルミンの処方日数を超えないこと）
12. 薬歴等で処方されるべきでない診療科からの処方であることが明確な場合における．オーダ時の警告を無視したと思われる重複処方の削除（処方期間が重なり，処方期間中に元の処方診療科を受診することが確認された場合に限る）
13. 患者の希望があった場合の消炎鎮痛外用貼付剤における．パップ剤→テープ剤，テープ剤→パップ剤への変更（成分が同じものに限る．枚数に関しても原則同じとする）
14. ビスホスホネート製剤の週1回あるいは月1回投与の他の処方薬と同一の日数で処方されている場合の処方日数の適正化（処方間違いが明確な場合）
15. 外用剤の用法（適用回数，適用部位，適用タイミング等）が口頭で指示されている場合（処方せん上，用法指示が空白あるいは「医師の指示通り」が選択されている）に用法を追記すること（薬歴上あるいは患者面談上用法が明確な場合）

※下線部および9〜15は，2014年12月改定項目詳細については，京都大学医学部附属病院薬剤部ホームページを参照のこと．

際には，医療機関，薬局ごとのルール決めが必要になります．当院では事務職員と一定のルールを設けており，医師への質問なしに変更してよいことにしています．

具体的な処方タイミングの記載

医師の想定しているタイミングで患者さんが内服しない場合，治療失敗につながる薬剤があります．例えば，細菌感染症に対する抗菌薬や，慢性心不全増悪に対する利尿薬などは，内服が半日〜1日遅れることで危険な転帰をたどる可能性があります．

医師が電子カルテに処方入力した後，患者さんが適切に内服していないことがあります．数日後から開始していたり，数日後に処方箋を薬局に持って行ったり，という経験をした医師は少なくないのではないでしょうか．ダメだとは知らず，あるいは気まずいので，患者さんが医師に伝えていないこともあります．

午前受診された場合，薬を受け取るのがお昼になることもあります．そうすると，例えば「L-ケフレックス®1.0g 1日2回 朝夕食後」で処方したところ，すぐに内服してほしいのに，初回内服が夕食後になってしまった，ということになります．利尿薬に関しても同様の経験があります．私は認知機能や理解力が気になる患者には特に注意して説明し，処方箋コメントに内服開始タイミングを明記します．外来で抗菌薬点滴やフロセミド静脈投与を行なった際，次回の抗菌薬や利尿薬の内服タイミングは，患者のみならず薬剤師も指導時に迷うため，内服タイミングはコメント記載すべきでしょう．これにより疑義照会を減らせる可能性があります．逆に1度もこのようなケースで疑義照会がない場合は，薬剤師と膝をつき合わせてディスカッションする機会を設ける必要があるのではないでしょうか．

さいごに

以上，些細ではありますが，重要かつ有用と考える私の工夫を紹介させていただきました．近い将来，不要な疑義照会の多くはAIが解決するはずです．しかし，医師の専門的な判断と一手間が全く不要になるのは，まだ少し先のことだと思います．それまでは地道にシステム構築を行い，機嫌よく疑義照会に対応していきたいです．私も本書籍で紹介されている疑義照会例を参考にして，自施設周りのシステム構築を進めていきたいと思います．

［北　和也］

■ 索 引 ■

索　引

形式的疑義照会を減らす！
外来処方箋の書きかた，考えかた　　　　　　ⓒ

発　　行　　2024 年 2 月 10 日　　1 版 1 刷

編著者　　青　島　周　一

発行者　　株式会社　中外医学社
　　　　　代表取締役　青　木　　滋
　　　　　〒 162-0805　東京都新宿区矢来町 62
　　　　　電　話　03-3268-2701（代）
　　　　　振替口座　00190-1-98814 番

印刷・製本/三和印刷株式会社　　　　　　　＜ HI・YK ＞
ISBN978-4-498-12018-1　　　　　　　　Printed in Japan